Karin Kalbantner-Wernicke • Tina Haase

Shiatsu para bebés – Contactos felices para los más pequeños

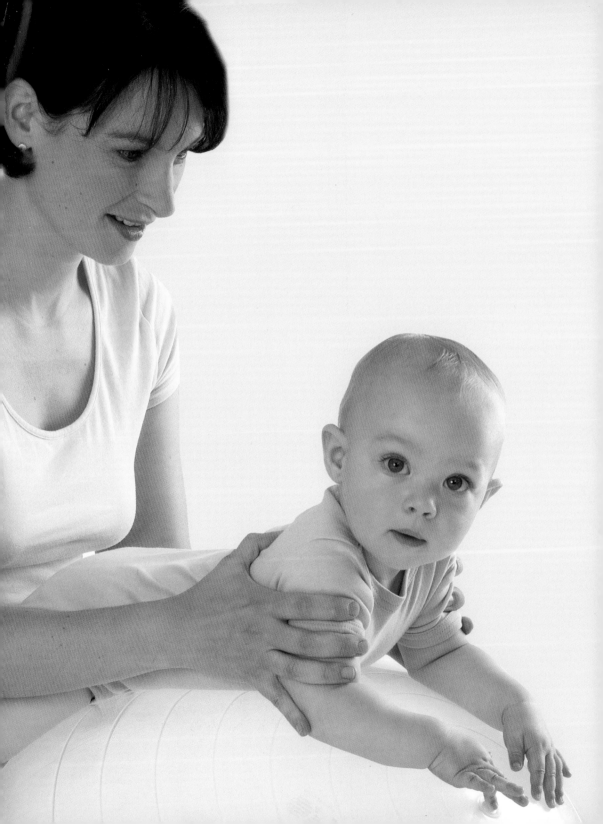

Karin Kalbantner-Wernicke • Tina Haase

# Shiatsu
# para bebés

## Contactos felices para
## los más pequeños

Fotografías de
Monika Werneke

**EDICIONES URANO**

Argentina - Chile - Colombia - España
Estados Unidos - México - Perú - Uruguay - Venezuela

Título original: *Baby-Shiatsu – Glücksgriffe für Winzlinge. Fördert die Entwicklung – Stärkt die Eltern-Kind-Bindung – Hilft bei Blähungen, Zahnen & Co.*
Editor original: Kösel-Verlag, Múnich.
Traducción: Marta Torent López de Lamadrid

1.ª edición Septiembre 2013

Advertencia
Los consejos y ejercicios de este libro han sido concienzudamente probados por las autoras y llevados a la práctica con éxito. Sin embargo, no sustituyen la consulta de un médico. En caso de duda, dolor, antecedentes médicos o enfermedad, consulta a tu médico. La editorial y las autoras declinan toda responsabilidad del uso que haga el lector, bajo su sola responsabilidad, de los consejos y de la realización de los ejercicios.

Agradecemos la ayuda prestada a la traductora por:
Tamara Chubarovsky (www.tamarachubarovsky.com), autora del DVD *Rimas y juegos*.
CENAC, Escuela de Naturopatía, Acupuntura, Shiatsu y Terapias Manuales de Barcelona (www.escuelacenac.com).
Gracias también a Rita Griesche, directora de Shiatsu-Levante, Escuela de Shiatsu (www.shiatsu-levante.eu – shiatsu.levante@gmail.com).

ISBN: 978-84-7953-836-1
E-ISBN: 978-84-9944-470-3

Depósito legal: B-11.771-2013

Fotocomposición: Montserrat Gómez Lao
Impreso por: EGEDSA – Rois de Corella, 12-14 – Nave 1 – 08205 Sabadell (Barcelona)

Impreso en España – *Printed in Spain*

Cada contacto con tu hijo
es único

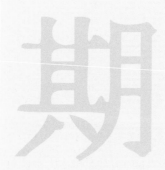

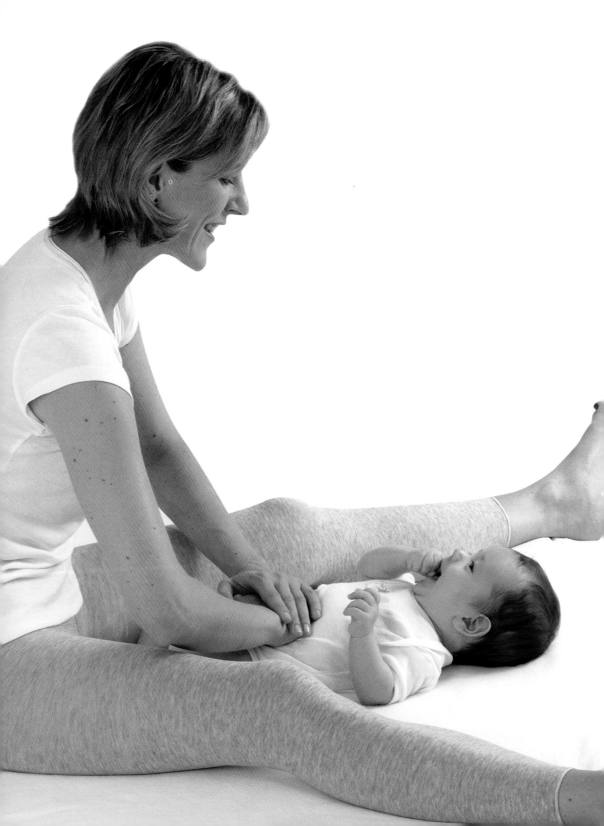

# Índice

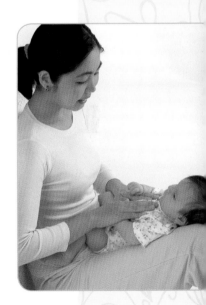

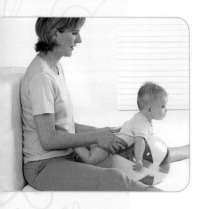

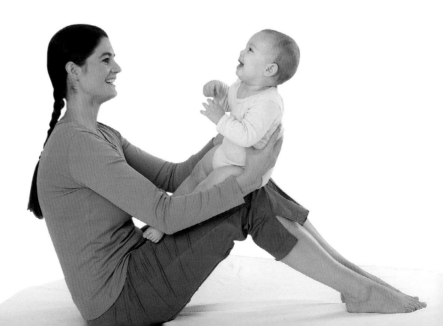

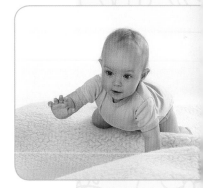

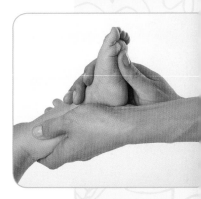

## Prólogo del doctor Steffen Fischer

Durante los primeros meses de vida de un hijo, los padres experimentan muchos momentos de alegría y felicidad, pero a menudo también hacen frente a inseguridades y preocupaciones. Como pediatra, en mi consulta veo siempre a muchos padres y madres que necesitan apoyo ya en las primeras etapas del bebé.

A pesar de que con el paso del tiempo han aparecido numerosas fuentes de información que hacen recomendaciones, advertencias y publicidad, o precisamente por ello, son muchos los padres y madres que sienten cada vez más inseguridad: ¿qué oferta debes tomar en consideración para tu bebé y para ti, y cuál no? En semejante situación es natural que surja la pregunta de por qué precisamente el shiatsu para los bebés es útil para un niño y sus padres.

En primer lugar, el shiatsu para bebés trata de encontrar el equilibrio interno. Lo extraordinario del método es que estimula al niño cuando necesita estimulación, y lo calma cuando precisa relajación. De este modo el shiatsu para bebés contribuye al equilibrio emocional de los niños.

Las caricias suaves proporcionan una sensación de protección y fomentan la relación de confianza entre los padres y su bebé. Con sencillos contactos manuales madres y padres aprenden cómo ayudar a su hijo a calmarse y relajarse. Y tendrán una idea de lo que su hijo es capaz de hacer, lo que para los padres supone una experiencia significativa que les proporciona seguridad en el trato con el recién nacido.

Al igual que la inseguridad y la intranquilidad de padres e hijos se transmiten en ambas direcciones, con lo que incluso se refuerzan, la seguridad y la relajación también se potencian. También nosotros, como adultos, notamos que sentimos, percibimos y nos abrimos mucho más a los demás, y la energía que somos capaces de generar cuando estamos en armonía con nosotros mismos y nuestro entorno. Este estado es lo que en Japón se recoge en el concepto *ki*.

A lo largo de mi carrera como médico he visto surgir y desaparecer muchas terapias. En los últimos años han llegado a Alemania las más diversas formas de tratamiento procedentes de entornos culturales asiáticos, difíciles de abarcar en su conjunto. A mi modo de ver, la medicina occidental alberga cierto escepticismo respecto a las terapias asiáticas.

Sin embargo, lo que tuve ocasión de sentir y percibir cuando la autora, Karin Kalbantner-Wernicke, me trató con shiatsu, ¡fue realmente asombroso y convincente! Aunque aún no soy capaz de entender del todo su filosofía, soy testigo del desarrollo en general positivo de los niños tratados con la terapia shiatsu. Incluso para la relación entre padres e hijos el shiatsu parece sumamente beneficioso.

En este libro puedes dejarte llevar de la mano para introducirte en el pensamiento del entorno cultural asiático. Aprenderás, paso a paso, a ayudar a tu bebé mediante el shiatsu. Karin Kalbantner-Wernicke, la autora, es profesora de shiatsu desde hace muchos años. Se formó directamente en Japón, por lo que puede explicarte claramente el método de tratamiento y sus fundamentos.

*Steffen Fischer, doctor en medicina*
*Pediatra con consulta en Hochheim, cerca de Wiesbaden*

# Introducción

Los bebés perciben de manera totalmente intuitiva, por lo que los científicos han tenido que realizar laboriosas investigaciones para determinar que el contacto y la ternura son positivos. Aumentan la inteligencia y la alegría, refuerzan el vínculo entre padres e hijos y son la base para una vida sana.

Con shiatsu para bebés puedes ayudar a tu hijo a desarrollarse. Es un tratamiento que aborda las necesidades y particularidades de los más pequeños. Al lactante se le trata con una suave presión sobre determinados canales de energía, para lo cual no está desnudo como en un masaje, sino ligeramente vestido.

## Sin forzar

Mediante el tacto uno puede incidir positivamente en la evolución del niño, pero eso no significa que los tratamientos de shiatsu fuercen el desarrollo evolutivo. Todo lo contrario: los ejercicios ayudan a los niños a un desarrollo óptimo en función de su edad y sus capacidades individuales. En este libro los padres aprenden a dar a los bebés exactamente lo que necesitan en una determinada fase de su desarrollo.

Con la obsesión que hay por estimular, provocada entre otros por el impacto que produjo el informe PISA, no paran de surgir métodos nuevos con los que estimular a los niños aún mejor y con más precocidad. El shiatsu para bebés quiere contrarrestar esta presión que soportan los padres. Da seguridad a madres y padres a la hora de relacionarse con su bebé y les anima a confiar en su intuición, a relajarse y a mantener la calma. Pretende ayudarles para que acompañen a sus hijos en su desarrollo de una manera relajada.

El zen, un conjunto de enseñanzas originarias de Asia con las que el shiatsu tiene vínculos, cree que a los niños hay que aceptarlos como lo que son: individuos que elegirán su propio camino. Los padres tranquilos casi siempre tienen hijos tranquilos también. Así pues, los pequeños desarrollan ya en la infancia cierta soberanía que también les ayudará cuando sean adultos.

## Sobre el libro

Cuando en adelante leas «nosotras» o «nuestro/a» es porque detrás se esconden ambas autoras. Karin Kalbantner-Wernicke es fisioterapeuta, profesora de shiatsu y la primera presidenta de Aceki e.V., la «academia para el desarrollo del niño», cuyo centro Therapeuticum Rhein-Main está en Hochheim-Massenheim, cerca de Wiesbaden. Combina el concepto japonés de shiatsu con los conocimientos occidentales sobre el desarrollo infantil. Así es como nació el shiatsu para bebés.

La periodista Tina Haase conoció a Karin Kalbantner-Wernicke hace algunos años mientras se documentaba para un artículo sobre el shiatsu para bebés. Las reacciones de los lectores a las historias publicadas fueron muy positivas: años después de aquella publicación algunos lectores que ahora eran padres (probablemente cuando estaba en camino su segundo o tercer hijo) se acordaron de las series de ejercicios del shiatsu para bebés y solicitaron más información al respecto. De este modo surgió la idea de escribir conjuntamente este libro, que aclara los fundamentos del shiatsu para bebés y contiene los contactos y ejercicios más importantes del primer año de vida.

Con ayuda de este libro conocerás paso a paso los contactos de shiatsu para bebés de hasta un año. El primer año de vida se divide en cuatro etapas:

- De uno a tres meses (primer trimestre).
- De cuatro a seis meses (segundo trimestre).
- De siete a nueve meses (tercer trimestre).
- De diez a doce meses (cuarto trimestre).

En cada etapa explicaremos en qué consiste el desarrollo del niño y describiremos los contactos y ejercicios correspondientes con los que poder ayudar a tu pequeño. Al término de cada ejercicio te avanzamos el efecto que éste producirá en tu bebé. En el libro encontrarás también canciones y rimas adecuadas para determinadas secuencias y que a tu hijo le gustarán.

Asimismo en cada trimestre te explicamos lo que el bebé debería ser capaz de hacer, aunque lógicamente hay que tener en cuenta que cada niño se desarrolla a su propio ritmo. Sin embargo, hay determinadas habilidades que son imprescindibles para que pueda dar también el siguiente paso. A fin de reforzar estas habilidades, hay ejercicios para pequeños rezagados que puedes realizar con el bebé.

Con el minitaller de cada trimestre, madres y padres reforzarán, además, su vínculo con su hijo. Ya que los primeros momentos con el lactante a menudo son muy duros para los padres, también hemos combinado para ti sesiones de ejercicios con ideas para tu bienestar, que deberían darte fuerzas renovadas. Como dice el dicho japonés: «Para hacer fuerte a un niño antes hay que hacer fuerte a la madre». ¡Dale una oportunidad a nuestra propuesta!

Si tienes dudas, puedes entretanto asistir a cursos de shiatsu para bebés que ofrecen, por ejemplo, en centros de formación para adultos, centros de maternidad y consultas especializadas; o dejar que profesionales del shiatsu especializados en lactantes te enseñen los contactos y ejercicios.

En las páginas siguientes obtendrás primero una visión general de los fundamentos del shiatsu. Aprenderás más acerca de las posibilidades que ofrece el shiatsu para bebés, pero también acerca de sus límites. Asimismo te explicaremos cuál es la atmósfera que debería reinar cuando realices los ejercicios con tu bebé y en qué circunstancias no deberías tratar a tu hijo con shiatsu.

Si tu bebé tiene problemas, como por ejemplo gases, le cuesta dormir o está permanentemente inquieto, vale la pena que en cualquier caso le eches un vistazo al capítulo «Contactos para contrarrestar los achaques cotidianos» (véase pág. 143). En él se detallan las molestias más frecuentes que los niños sienten en su primer año de vida y que puedes aliviar con el shiatsu para bebés.

En algunos cuadros médicos, el *shonishin*, la acupuntura japonesa para bebés y niños practicada sin agujas, también puede ser útil, pero deben realizarlo especialistas formados para ello. Al final del libro encontrarás la descripción a grandes rasgos de esta terapia alternativa (véase pág. 150).

¡Atención! Si tu hijo no se encuentra bien y no sabes por qué, consulta siempre primero a un pediatra. En muchos casos el shiatsu para bebés puede usarse de forma complementaria.

# ¿Qué es el shiatsu?

El término shiatsu traducido literalmente quiere decir digito-presión. *Shi* equivale a dedo y *Atsu* a presión.

El terapeuta toca con los dedos o las palmas de las manos determinados puntos de los canales de energía, los llamados meridianos. La suave presión continuada mediante el pulgar, los dedos y los pulpejos, los estiramientos y aflojamientos están destinados a equilibrar el flujo de energía. De este modo se fortalece la zona donde la energía se ha atascado y, según la creencia de los japoneses, ésta vuelve a fluir.

## Historia

Los orígenes del shiatsu se remontan a la antiquísima tradición japonesa del masaje, también denominado *Amma*. En el siglo XIX el *Amma* se fue introduciendo paulatinamente en el campo del *wellness* o bienestar. Sin embargo, los terapeutas que seguían considerando prioritario el tratamiento del equilibrio de la energía vital le dieron al método un nuevo nombre: shiatsu.

Ampliaron y ahondaron en las técnicas existentes hasta entonces. Los practicantes de shiatsu intentaron, además, profundizar en las explicaciones teóricas. Hoy en día en Japón se emplean todavía ambos métodos con distintas técnicas y puntos centrales.

El shiatsu tal como se practica en la actualidad se desarrolló a lo largo del siglo XX. En 1964 fue reconocido como terapia independiente por el Ministerio de Sanidad y Bienestar Social. Desde entonces, en Japón, ser practicante de shiatsu es una profesión. En este país, el shiatsu está incluido en la asistencia sanitaria y se emplea regularmente para fortalecer el sistema inmunitario, prevenir enfermedades y reducir el estrés.

## Difusión

A fines de la década de 1970 el shiatsu se dio a conocer en Estados Unidos y poco después en Europa, aunque su difusión en Occidente no fue del todo sencilla. Muchos aspectos de la filosofía japonesa se transmitieron de forma incompleta al modelo de pensamiento occidental y, además, mientras que los asiáticos confían en métodos de curación de larga tradición, a los europeos les cuesta, con toda la razón, aceptar terapias cuya eficacia no ha sido probada.

Desde entonces el shiatsu se ha consolidado como tratamiento para adultos y está creciendo con fuerza para tratar a bebés y niños, pues su práctica demuestra que precisamente ellos reaccionan especialmente bien a esta suave forma de tratamiento.

# ¿Cómo funciona el shiatsu?

La digitopresión, una técnica asiática, se basa en la idea de unos puntos que se hallan en doce canales principales, conductores de energía. Cada uno de estos meridianos conecta entre sí partes del cuerpo, sistemas sensoriales, órganos y emociones.

Si la persona se encuentra bien y está sana, el *ki*, la energía vital, fluye por los canales conductores. Si tiene mucho estrés o está enferma, según la tradición japonesa, el *ki* se estanca. Para hacer que la energía fluya de nuevo o prevenir un bloqueo, el shiatsu trabaja presionando y estirando los meridianos. En el mejor de los casos, el *ki* circula libremente por esos canales llegando allí donde se necesita que llegue.

En shiatsu hay doce meridianos principales. En las personas sanas, el *ki*, la energía vital, fluye a través de ellos; por el contrario, si hay enfermedad o estrés, se produce una congestión de los canales conductores.

Sin embargo, el flujo del *ki* puede, por ejemplo, atascarse cuando el bebé es sobreestimulado. En consecuencia, el lactante se encuentra mal y se vuelve fácilmente irritable.

En las ilustraciones de la página siguiente verás el recorrido que hacen los meridianos, según la concepción japonesa. En los bebés, las funciones no aparecen del todo diferenciadas, puesto que se desarrollan durante los primeros años de vida.

Mientras que para los japoneses los meridianos son tan intrínsecos al hombre como los órganos, y la vida es impensable sin el *yin* y el *yang*, los occidentales a menudo acogen las enseñanzas asiáticas con cierto escepticismo. Cosa que no es de extrañar, puesto que las medicinas oriental y occidental provienen de filosofías completamente opuestas. Para poder entender mejor la forma de pensar japonesa, a continuación detallamos brevemente cuáles son los meridianos y también describimos las funciones de los canales conductores en el cuerpo. Procura dejarte adentrar en el pensamiento japonés.

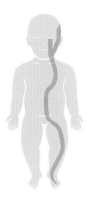

**Meridiano del Estómago:** nos permite notar el hambre y el apetito, y es el responsable de la ingesta de alimentos. También recibe las impresiones y los contactos sociales. Además, este meridiano da la sensación de seguridad vital, hace posible que encontremos el propio centro, así como nuestra capacidad de sostener un punto de vista propio.

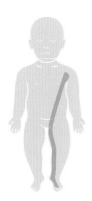

**Meridiano del Bazo:** concentra la energía de los alimentos, la transforma y la reparte por el cuerpo. Lo que se aplica tanto a la energía alimentaria como a la surgida de los contactos sociales.

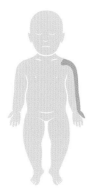

**Meridiano de los Pulmones:** nos capacita para extraer energía de la respiración y al mismo tiempo nos protege de las influencias externas, por ejemplo, las enfermedades.

**Meridiano del Intestino Grueso:** se encarga de eliminar y excretar los residuos, dejando sitio a lo nuevo. A él debemos la capacidad de eliminación y de reflexión.

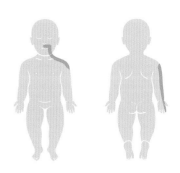

**Meridiano del Hígado:** mantiene el equilibrio interno de cuerpo y alma y nos capacita para planificar y ver con claridad hacia dónde queremos dirigir nuestra vida. Este meridiano favorece la clarividencia y la creatividad de las personas y pone la energía a disposición del rendimiento corporal.

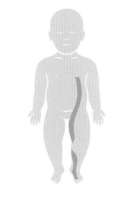

**Meridiano de la Vesícula Biliar:** se encarga de las rotaciones necesarias en todos los movimientos cotidianos. La correcta posición de la pelvis depende asimismo de él, aunque también se ocupa de que tomemos decisiones y las ejecutemos.

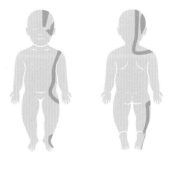

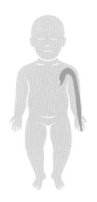

**Meridiano del Pericardio:** la designación antigua para el Meridiano del Pericardio era Meridiano de la Circulación. Regula el sistema circulatorio y protege el corazón. Impide que las influencias externas entren libremente en el meridiano del corazón, sobrecargándolo. Ayuda a mantener la calma en momentos de nerviosismo.

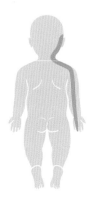

**Meridiano del Triple Calentador:** a este meridiano no se le asocia ningún órgano conocido en Occidente. Se considera que es el «samurái del cuerpo», ya que neutraliza las influencias externas perjudiciales. Produce un efecto armonizador sobre la respiración, la digestión y la excreción; se encarga, por consiguiente, de la interacción de todas las funciones corporales y se ocupa de que cada meridiano pueda ejercer su función de forma óptima.

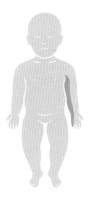

**Meridiano del Corazón:** la energía del corazón es la responsable de la armonía entre las distintas fuerzas de los meridianos, especialmente de la armonía de nuestra alma y nuestros sentimientos. El Meridiano del Corazón proporciona paz interior y vela por la serenidad de espíritu.

**Meridiano del Intestino Delgado:** separa lo que el cuerpo necesita de lo que no necesita. Es decir, que absorbe lo importante y elimina lo que no necesitamos, con lo que también dirige la digestión y distribución de los nutrientes por el cuerpo. Asimismo controla los procesos mentales.

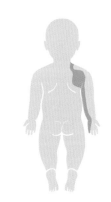

**Meridiano de la Vejiga:** se encarga del enderezamiento del cuerpo, lo cual concierne sobre todo a la columna vertebral, aunque este meridiano ofrece también un sostén vital. A través de él se influye sobre la confianza y la desconfianza.

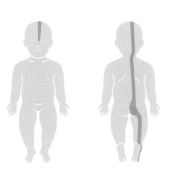

**Meridiano del Riñón:** representa la energía vital. El Meridiano del Riñón proporciona, además, la capacidad de aceptar la vida como viene.

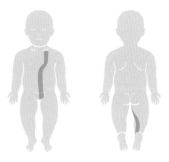

## Yin y yang

Según la concepción asiática, la vida es como una montaña con una ladera soleada y la otra sombría. El *yin* representa la ladera sombría, el *yang*, la soleada. El *yin* se asocia, por ejemplo, con el frío, la humedad, la quietud y la oscuridad; el *yang*, con el calor, la sequedad, el movimiento y la claridad. Para poder describir el *ki*, es decir, la energía vital, con más precisión, es necesario acercar ambos polos, ya que el flujo del *ki* en los meridianos surge, según la concepción asiática, del *yin*, el polo femenino, y del Yang, el polo masculino.

Sin embargo, ni uno es mejor que el otro ni se concibe sin el otro. Luz y sombra están unidas. En el *yin* siempre hay un poco de *yang*, y el *yang* siempre contiene un poco de *yin*. Algo que también está representado en el símbolo del *yin* y el *yang*: en el *yang* se halla la semilla del *yin* y en el *yin* la semilla del *yang*.

El equilibrio entre el *yin* y el *yang* en las personas y en la vida representa la armonía y por ende la salud. Desde un punto de vista energético, el estrés, por ejemplo, implica que la persona tiene el centro desestabilizado, que o bien el *yin* o bien el *yang* predomina y que el otro polo ha sido desatendido.

Naturalmente, siempre hay etapas en la vida en las que uno de los dos polos se impone y la persona sana compensa momentáneamente la desigualdad, pero, a partir de cierto punto, cuerpo y alma se desequilibran, lo cual puede producir molestias. El que está en permanente tensión y no hay manera de que se relaje en cualquier momento se verá superado por el cansancio. Por otra parte, sin movimiento ni tensión, el cerebro no obtendría el estímulo necesario para continuar desarrollándose.

Los canales conductores de energía del cuerpo también se dividen en meridianos *yin* y *yang*. Los meridianos *yang* envían su flujo de energía respectivamente de arriba abajo, es decir, de la cabeza a los pies. Entre ellos se encuentran los Meridianos del Intestino Delgado, Intestino Grueso, Triple Calentador, Vejiga, Estómago y Vesícula Biliar. Por los canales conductores *yin* la energía fluye de abajo arriba, es decir, de los pies a la cabeza. Entre ellos están los Meridianos del Corazón, los Pulmones, el Pericardio, Hígado, Bazo y Riñón.

## Shiatsu para bebés: origen, efecto y límites

«Mi madre ya hacía este tratamiento, y funciona.» Esta frase la oímos infinidad de veces mi marido, Thomas Wernicke, médico de medicina general, y yo, Karin Kalbantner-Wernicke, cuando fuimos a Japón hace treinta años a ver a unos conocidos practicantes de shiatsu que se habían especializado en el tratamiento de bebés y niños. Sin embargo, los terapeutas a menudo no sabían explicarnos qué efectos producía cada contacto. De modo que los observadores occidentales únicamente podíamos mirar con atención, grabar vídeos, imitar con exactitud y sacar nuestras propias conclusiones de los resultados.

Así lo hicimos, cogimos las técnicas de Japón como base y completamos la praxis oriental con los conocimientos occidentales (en particular, los de la fisiología y la psicología evolutivas). De esta forma nació el shiatsu para bebés, que en el ínterin ha encontrado su camino de vuelta a Japón, ya que en la actualidad allí se practican e imparten los procedimientos occidentales.

## Zonas del shiatsu para bebés

Tras el nacimiento, los doce meridianos aún no se han desarrollado del todo, sino que van diferenciándose poco a poco. Sin embargo, durante el primer año de vida ya trabajan juntos cuatro de los que más adelante serán los meridianos principales. Una «relación de parentesco» que se mantendrá toda la vida; si hay un problema, los cuatro meridianos de un grupo procuran solucionarlo.

Existen tres grupos, a los que en acupuntura llaman las tres «circulaciones», aunque este concepto dice demasiado poco de su estrecha interconexión. Razón por la cual en el shiatsu para bebés las circulaciones se denominan «familias». Según su recorrido, se llaman familias «anteriores», «posteriores» o «laterales».

Cada cuatro meridianos forman un grupo: la familia «anterior», la «posterior» o la «lateral».

A la «familia anterior» se le asocian los Meridianos del Estómago, el Bazo, el Intestino Grueso y los Pulmones. Para trabajarlos, el bebé tiene que estar tumbado boca arriba durante el tratamiento. Así se tratan principalmente el pecho, el abdomen, brazos y piernas (primer trimestre).

A la «familia posterior» pertenecen los Meridianos de la Vejiga, el Riñón, el Corazón y el Intestino Delgado. Durante el tratamiento, el niño está tumbado boca abajo, de forma que puedas prestar atención a la espalda y la parte posterior de brazos y piernas (segundo trimestre).

La «familia lateral» une los Meridianos de la Vesícula Biliar, el Hígado, el Triple Calentador y el Pericardio. Para trabajarlos, al bebé se le hace el tratamiento tumbado de lado (tercer cuatrimestre).

A partir de la psicología y la fisiología evolutivas sabemos que el bebé se desarrolla paso a paso, siguiendo una evolución determinada. Pero cada niño tiene sus propias preferencias y aptitudes, por eso tampoco deberíamos compararlos entre sí.

Si nos centramos en el desarrollo motor, es la «familia anterior» la que nos impulsa a encontrar el propio centro y el equilibrio. La «familia lateral» dirige las rotaciones. Y para ponerse a cuatro patas y aprender a andar el niño necesita la «familia posterior». De modo que en las habilidades básicas, como sentarse, correr y saltar, las tres «familias» participan y son recíprocamente dominantes.

Para estimular las tres «familias», el shiatsu para bebés ofrece tres posiciones de tratamiento: tumbado boca arriba, boca abajo y de lado.

## Oportunidades

El desarrollo del niño, su confianza en el mundo y su seguridad en sí mismo se basan en cómo haya vivido su primer año de vida. Si se ha sentido protegido, seguro, querido, atendido y estimulado (es decir, si sus necesidades básicas han sido cubiertas), los cimientos del niño serán sólidos de por vida.

Con el shiatsu para bebés los padres pueden acompañar desde el principio a su hijo con amor. Su tratamiento suave aborda las necesidades y deseos de los más pequeños y les ayuda a desarrollarse. Los padres que adoptan esta técnica proporcionan seguridad al bebé, le dan confianza y fortalecen el vínculo con el niño.

Es una técnica que también puede ayudar a los bebés con algunos problemas de salud, por ejemplo, aliviando las molestias de la dentición, mitigando dolores de barriga y contrarrestando problemas de sueño. Además, justamente una presión suave y precisa da a los niños información clara y con ello la posibilidad de una autopercepción mayor. Así los bebés aprenden pronto a distinguir entre ellos y el mundo exterior, y a percibirse a sí mismos. De esta forma se coloca la primera piedra para una buena posición corporal y se fomenta el desarrollo motor.

Desde la perspectiva occidental el shiatsu ayuda, además, al bebé a asimilar con más facilidad los estímulos. Aprende a aceptar mejor el contacto físico, y educa su sentido del tacto y del equilibrio.

## Límites

En Japón, desde hace muchas décadas las madres emplean los contactos del shiatsu para desarrollar un sistema inmunitario fuerte o contra las molestias de las vías respiratorias. Las abuelas pasan sus conocimientos prácticos a sus hijas y éstas a su vez a las suyas. En la tierra del sol naciente la gente no duda de su eficacia. Desde el punto de vista occidental faltan pruebas todavía de la eficacia general del shiatsu para bebés. Aquí reaparecen únicamente algunas de las técnicas, por ejemplo, el modo de tocar, tumbar y mover a los niños, dentro de los métodos de tratamiento infantiles reconocidos. Sin embargo, hasta ahora no se ha investigado si con el shiatsu para bebés pueden mitigarse enfermedades de verdad.

Pero lo que sí está fuera de toda duda es que es beneficioso para los lactantes. Los terapeutas de shiatsu experimentan a diario en su praxis lo mucho que los bebés llegan a disfrutar con las caricias y los progresos que hacen.

Como ya se dijo: si el bebé está enfermo, acude siempre primero al pediatra. Pregúntale si puedes recurrir al shiatsu de forma complementaria o si los contactos no son convenientes para la enfermedad en cuestión.

Para investigar mejor los efectos del shiatsu para bebés, en 2009 se fundó la Bundesarbeitsgemeinschaft für Baby- und Kinder-Shiatsutherapeuten e.V. (baks) [Asociación Federal Alemana de Terapeutas de Shiatsu Pediátrico], que persigue también un elevado nivel de calidad de los terapeutas de shiatsu, basado en investigaciones actuales de la medicina japonesa y de las ciencias de la salud occidentales, y que ya ha sido probado en la práctica. Además, un consejo científico, al que pertenecen representantes de la Internationalen Gesellschaft für Traditionelle Japanische Medizin (IGTJM) [Asociación Internacional de Medicina Japonesa Tradicional], médicos de diversos campos, expertos en salud y pedagogos, apoya con conocimientos técnicos a la Asociación Federal Alemana.

# Prepararse para una sesión

## ¿Estás listo?

Intenta relajarte y serenarte interiormente antes de empezar una sesión de shiatsu para bebés. A muchos padres y madres les resulta útil inspirar hondo un par de veces (véase también el ejercicio de la pág. 52).

Para realizar el tratamiento es importante que tengas las manos calientes. ¿A quién le gusta que le toquen unas manos heladas? Sácate reloj y anillos para evitar heridas.

## ¿Está listo el bebé?

Para empezar el tratamiento, el bebé debería estar sano, comido y con el pañal limpio. Lo mejor es que le pongas a tu pequeño un *body* o un pelele cómodo con los pies al descubierto.

**Cuándo no deberías practicar shiatsu**
El bebé no puede ser tratado si presenta los siguientes síntomas:

- Los bebés también tienen días malos y a veces están desganados. Si tu pequeño no se siente bien, no fuerces nada.
- Después de una vacuna deberías esperar un par de días.
- El niño tiene fiebre.
- El bebé está muy enfermo, tiene por ejemplo un fuerte resfriado, mucha tos o diarrea.
- El lactante está permanentemente cansado.

- El niño ha perdido peso y la causa no está clara.
- Si el bebé tiene demasiado frío.
- También puede pasar que a un niño no le guste el shiatsu en general. Naturalmente, en su caso tampoco habría que forzar nada, aunque sí podrías intentar tratarle nada más manos y pies; por lo menos una de las dos cosas casi siempre gusta a los peques.

## La atmósfera adecuada

Busca en casa un rincón tranquilo para la «sesión». Tal vez haya sitio en el cuarto de los niños, pero el salón también es una posibilidad. La habitación debería estar a una temperatura agradable, ser silenciosa y cómoda. Una luz deslumbrante, por ejemplo, distrae del tratamiento.

A modo de base necesitas una colchoneta, un colchón o una manta gruesa doblada. Si realizas el tratamiento en posición sentada, deberías tener la posibilidad de poder apoyarte cómodamente en el sofá, por ejemplo, en un cojín mullido o bien en una pelota grande de gimnasia contra la pared. El que quiera también puede sentarse en un sillón cómodo con escabel. Sin embargo, al principio es más adecuado el suelo.

Extiende una toalla grande o una manta sobre tu regazo para que tu pequeño se sienta a gusto. En algunos ejercicios puede resultar útil algún juguete, por ejemplo, un aro de agarre o un muñequito. Sin embargo, el niño no debería ver el juguete nada más empezar porque absorbería demasiado su atención.

Para el tratamiento de shiatsu no se necesitan música ni velas aromáticas. Tampoco deberías emplear aceites esenciales. En lugar de música, es preferible que recurras a tu propia voz, así podrás establecer un bonito contacto con el bebé.

## El momento idóneo

Lo mejor es que deleites siempre a tu hijo con el shiatsu a la misma hora del día: por ejemplo, por las mañanas después de cambiarle el pañal o por las noches antes de acostarlo. Así, tras un par de «sesiones de shiatsu», sabrá perfectamente lo que viene a continuación y podrá esperar ilusionado su dosis de bienestar.

## Duración del tratamiento

Las prácticas de shiatsu deberían durar todo el tiempo que el bebé aguante a gusto. Al principio, y para bebés muy pequeños, cinco o diez minutos son más que suficientes. Si el niño se ha familiarizado con el proceso, está atento y se divierte, tampoco pasa nada si la sesión se prolonga media hora.

## ¿Cuándo necesita una pausa el bebé?

Los lactantes indican con su comportamiento cuándo han tenido suficiente tratamiento y necesitan una pausa. Si el bebé necesita unos momentos para procesar las numerosas impresiones recibidas, evitará el contacto visual contigo. En tal caso deja las manos quietas. Concédele al bebé una pausa hasta que a través del contacto visual te diga: «Ya podemos seguir. Estoy preparado».

**Otros indicios de la necesidad de una pausa o descanso podrían ser:**

- El bebé aparta el brazo o la pierna cuando los tocas.
- Empieza a quejarse.
- La respiración se acelera.
- El niño se tensa.
- El pequeño se pone rígido.
- El bebé se pone pálido o rojo.
- Al lactante le sudan manos y pies.
- Al bebé le entra hipo de repente.
- El niño empieza a llorar.

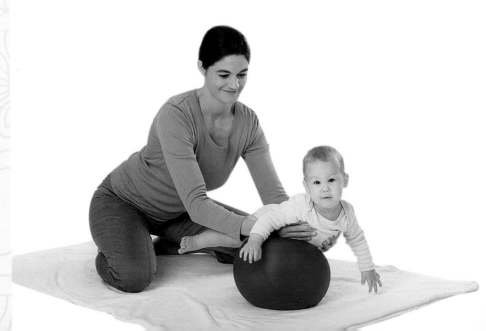

# ¡Empezamos!

El primer año de vida de un niño es una época maravillosa. Día a día, los padres observan entusiasmados cómo su pequeñín se va desarrollando. Hasta su primer cumpleaños el pequeño da un salto enorme. El bebé indefenso que al principio está tumbado en la cama, al término del primer año de vida se aguanta sentado y puede ponerse de pie. Y poco después aprende a andar solo. Ya entiende parte de lo que se le dice y poco a poco empieza a hablar. Con los ejercicios de shiatsu podrás acompañar amorosamente a tu pequeñín durante ese primer año.

Lo mejor es que al empezar el tratamiento te dirijas al bebé por su nombre y lo saludes. Explícale a tu pequeño cada contacto que estableces con él, de este modo le costará menos mantener la atención y conocerá su cuerpo. También puedes cantar canciones o recitar rimas; eso a los niños casi siempre les gusta mucho. Lo importante es que, a ser posible, mantengas el contacto visual.

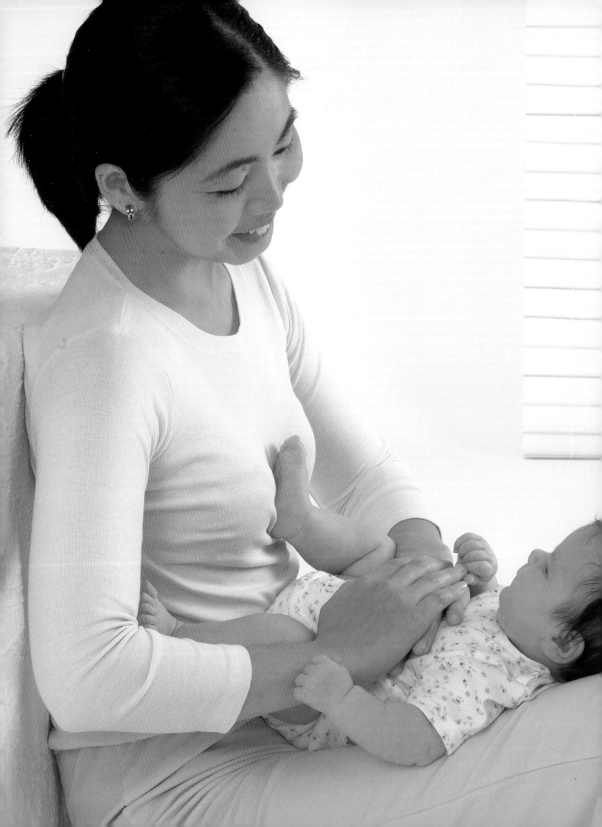

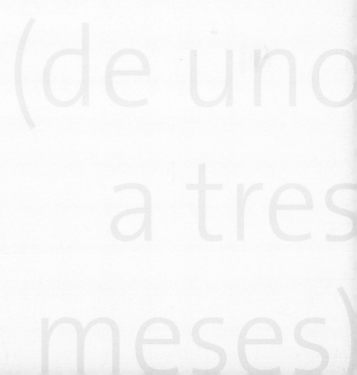

## PRIMER TRIMESTRE:
# Encontrar el centro

(de uno a tres meses)

## Desarrollo evolutivo del bebé en este periodo

Para los recién nacidos empezar a vivir es muy duro. En el cuerpo de la madre tenían todo lo que necesitaban: alimento, calor y protección. Ahora deben aprender a orientarse. Chupetear el pecho, compensar los cambios de temperatura, acostumbrarse a la gravedad, asimilar ruidos, olores y objetos…, todo eso requiere un gran esfuerzo. Para no saturarse con el sinfín de estímulos nuevos, el bebé duerme una media de veinte horas diarias, para lo cual sigue encogiendo brazos y piernas como hacía en el vientre materno. Cuando está despierto, bebe, patalea y observa lo que le rodea.

La suave presión de la técnica asiática ayuda a que durante los tres primeros meses los pequeños aprendan a percibirse a sí mismos, a encontrar su propio centro y a trazar los límites con el entorno.

El bebé disfruta especialmente cuando se le coge en brazos, es decir, cuando siente, huele y oye a mamá y papá. Ya en estas primeras semanas de vida empieza a interiorizar que lo quieren tal como es, lo cual constituye una experiencia crucial que el niño llevará consigo toda su vida, también en los momentos difíciles. El shiatsu le proporciona al bebé estabilidad y protección.

Tu hijo hace progresos día a día. Muchos bebés sonríen a sus padres en el segundo mes de vida. Con un par de semanas también son mucho más activos que nada más nacer. Son capaces de aguantar la cabeza levantada unos cuantos segundos, si se los tumba boca abajo (por favor, tumbad así a los bebés únicamente si están despiertos). Sus manos diminutas agarran todo lo que se les da. Tu niño ya se mueve más y juega, por ejemplo, con sus dedos.

Durante los primeros meses de vida el bebé depende total y absolutamente de ti y tiene que ir aprendiendo a separarse muy poco a poco. Un proceso que empezó ya cuando se le cortó el cordón umbilical e inspiró por primera vez.

Por el momento el bebé remite a su propia persona todo lo que capta. Es sensible al ambiente que percibe a su alrededor. Si, por ejemplo, su madre y su padre se pelean, el niño también se queja. Es sólo poco a poco que va aprendiendo que puede sentirse a gusto aunque haya tensión en el entorno. Y es ahí donde puede ser útil el shiatsu, porque los contactos sobre su piel le enseñan dónde están sus límites.

Lo mismo se aplica a los padres, que suelen reaccionar con estrés ante un niño que está de malhumor. Prueba entonces los ejercicios para adultos (véase pág. 52 y sig.), que te ayudarán a manejar mejor las tensiones.

Para alegría de los padres, al tercer mes de vida muchos bebés manifiestan los primeros atisbos de un ritmo diurno y nocturno. Sin embargo, por lo general el niño no duerme más de cinco horas seguidas. En total ahora duerme unas quince horas diarias.

La posición corporal de tu bebé se va relajando paulatinamente. Abre las manos más a menudo, se las lleva a la boca y entran en contacto entre sí.

Cuando el niño puede, además, sostener la cabeza centrada y girarla libremente a izquierda y derecha, juega con las manitas delante y los piececitos se tocan, es que ha encontrado su centro. Lo que desde el punto de vista asiático hace referencia tanto al equilibrio de las dos mitades del cuerpo como al modo en que una persona mantiene la serenidad en los momentos difíciles. En los bebés implica, por ejemplo, que después de una emoción pueden volver a tranquilizarse solos o que no se dejan abrumar por la marea de impresiones.

## Sesión para los más pequeños

Siéntate cómodamente en el suelo. Puedes apoyar la espalda en la pared, por ejemplo, o en una pelota de gimnasia. Flexiona ligeramente las piernas. Coloca al bebé boca arriba sobre tus muslos, con las piernas también flexionadas hacia tu pecho.

A los dos días del parto ya puedes empezar a hacer los siguientes ejercicios, con sumo cuidado. Primero prueba los primeros cuatro o cinco pasos y luego ve añadiendo un ejercicio cada día.

Si tu hijo tiene ya unas cuantas semanas o meses de vida, puedes probar todos los pasos, pero siempre prestando atención a que tu bebé se sienta a gusto.

**Para la sesión necesitas:**
- Un juguete que al bebé le fascine.

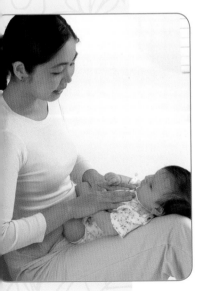

### 1. Dar la bienvenida al bebé

Con los pulpejos de las manos tócale suavemente la zona que hay debajo de la clavícula y deja que descansen sobre su pecho de uno a dos minutos.

❯ Este ejercicio le transmite al niño la sensación de que es bienvenido: en casa y en el mundo. Y, además, le facilita la respiración, ya que puede aliviar la tos.

## 2. Dar estabilidad

Con las manos rodea ampliamente los hombros del niño. Si el bebé encoge los hombros, quédate un rato en esta posición, para que el pequeño se relaje. Ahora prueba a realizar una presión suave y uniforme en los brazos del bebé hasta las manos, sin rodear del todo el brazo con tu mano.

❱ Estos contactos ayudan al niño a encontrar el centro y le animan a descubrir sus manos. Además, es un ejercicio de efecto calmante que le proporciona al bebé estabilidad y protección.

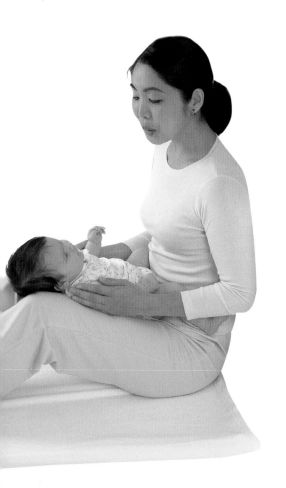

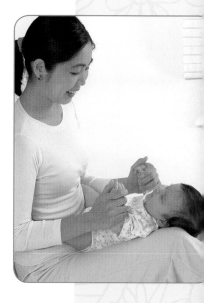

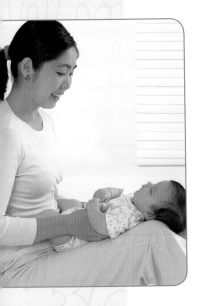

### 3. Tonificar la columna vertebral

El pulgar permanece sobre el pecho mientras el resto de dedos tocan la zona de los lados de la columna vertebral, debajo de los omoplatos del bebé. Ejerce una presión suave y uniforme sobre la espalda y ve descendiendo lentamente hasta las nalgas.

❱ La nuca del bebé se estira y se descarga, y la columna vertebral se endereza.

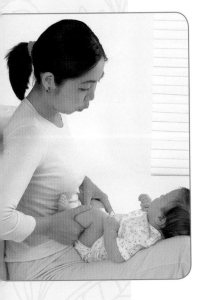

### 4. Estirar la espalda

Ahora estira alternativamente la pierna izquierda y la derecha del niño mientras recitas, si quieres, la siguiente rima:

*Pipo y Quico*
*Éste es Pipo,* (primero mover un poco la pierna izquierda)
*éste es Quico.* (luego mover un poco la pierna derecha)
*Pipo* (flexionar la pierna izquierda y estirarla)
*y Quico* (flexionar la pierna derecha y estirarla)
*corren por los charcos,* (cruzar las piernas, la derecha arriba)
*y se mojan los zapatos.* (la pierna izquierda arriba)
*Ven a la madre aparecer* (pausa)
*y corriendo se van a esconder.* (doblar las dos piernas y hacer la bicicleta)
(Rima popular alemana. Adaptación del texto de Tamara Chubarovsky, DVD Rimas y juegos de dedos, *Editorial Pau de Damasc, Barcelona.)*

Ahora coloca las manos, mirando hacia dentro, respectivamente sobre las articulaciones de la cadera del bebé y tira suavemente en dirección a tu barriga. Rodea los muslos (aunque
manteniendo los pulgares arriba) y avanza poco a poco a lo
largo de las piernas hasta los pies.

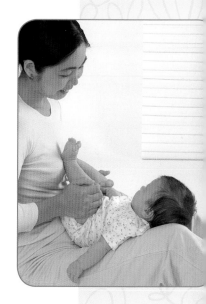

❱ La espalda se estira. El bebé puede relajarse más fácilmente.
Además, mejora su propia percepción de piernas y pies, y se
favorece su digestión.

## 5. Encontrar el centro

Coloca mano sobre mano encima del pecho del bebé y espera
hasta que se caliente la zona de debajo de las mismas. Ahora
tira ligeramente hacia ti. A continuación desciende despacio
hasta el ombligo aplicando una presión uniforme. Espera hasta
que haya calor allí. Entonces, con ambos talones de las manos*,
dibuja círculos grandes sobre la barriga en el sentido de las
agujas del reloj.

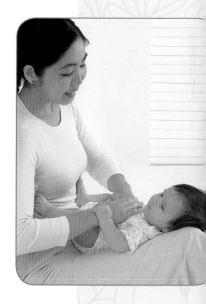

❱ El bebé nota su centro y le cuesta menos relajarse. Además,
el ejercicio es bueno para los gases.

---

\* El talón de la mano es la parte de la palma que está tocando con la muñeca. *(N. de la T.)*

**6. Armonizar el intestino**

Coloca las manos en los costados del bebé durante un par de segundos. Deja entonces que tus pulgares dibujen suaves círculos a derecha e izquierda junto al ombligo. En cada caso masajearás el punto que en japonés se denomina «Rinconcillo de las Entrañas» (véase también «Contactos para contrarrestar los achaques cotidianos», pág. 143 y sig.).

❱ La estimulación de estos puntos produce un efecto armonizador. Si el bebé tiene diarrea, el intestino se relaja. Si el bebé tiene estreñimiento, es estimulado. Este ejercicio también puede ser útil durante los así llamados tres meses de cólicos.

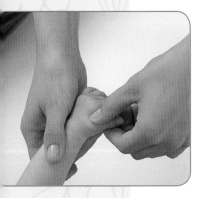

**7. Fortalecer el organismo**

El shiatsu en las manos fomenta el desarrollo corporal y espiritual del niño. Tratando los dedos se estimulan los órganos internos, con lo que se fortalece el sistema inmunitario.

Rodea la muñeca de tu bebé. Con el pulgar e índice de tu otra mano agarra por arriba y por abajo la base de la articulación del pulgar. Presionando suavemente, trabaja el dedo desde aquí hasta la yema: presiona suave y brevemente, avanza un poco más, vuelve a presionar ligera y brevemente, y así varias veces.

Ahora pellizca con firmeza la «membrana» que hay entre el pulgar y el índice. Dedica la misma atención a los demás dedos de la mano. Antes de pasar al siguiente, presiona cada vez la «membrana». Después haz lo mismo con la otra mano.

Durante el ejercicio puedes recitar esta rima:

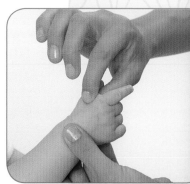

*Los cinco deditos*
*Éste cogió un huevito,*  (manipular el pulgar)
*éste lo hirvió,*  (índice)
*éste lo peló,*  (dedo corazón)
*éste le echó sal*  (anular)
*y éste pícaro pequeño se lo comió.*  (meñique)

❱ El masaje del pulgar fomenta especialmente el apetito y la digestión, el del índice calma a los niños llorones e irritados. El masaje del dedo corazón estimula la circulación y es particularmente beneficioso para los bebés que suelen tener las manos y los pies fríos. Tratando el dedo anular, incrementarás la resistencia a los resfriados y el masaje del meñique fortalece huesos y articulaciones. La presión de la «membrana interdigital» tonifica el organismo del bebé, alivia las molestias de la dentición y ayuda en casos de catarro.

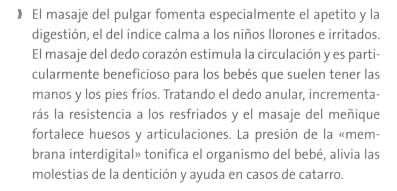

## 8. Armonía total

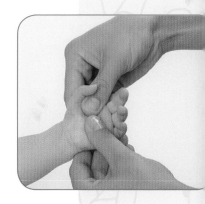

Gira la mano de tu hijo de manera que veas la palma de la misma. Con un pulgar masajea suavemente en círculos el punto del centro de la mano del bebé. En Japón este punto recibe el elocuente nombre de «Palacio del Trabajo». Aprieta el punto sólo durante aproximadamente un minuto. Ahora desde este punto extiende la palma de la mano con ambos pulgares; a continuación cambia a la otra mano.

❱ Este tratamiento fomenta el equilibrio de los bebés. Es un ejercicio que activa a los niños tranquilos y calma a los niños excitados. Además, estimula el apetito de los que comen mal.

### 9. Estimular la digestión

Masajea el punto llamado «Hocico de Vaca» (denominación generalizada de los terapeutas de shiatsu) que hay debajo y a los lados de la rodilla del bebé. Lo encontrarás subiendo suavemente el pulgar de abajo arriba, entre la espinilla y la pantorrilla, y deteniéndote a un dedo de la rótula. Aprieta el punto durante aproximadamente un minuto, siguiendo al mismo tiempo el movimiento de las piernas del bebé.

❱ Estimula el sistema inmunitario y digestivo, y es especialmente beneficioso en caso de gases.

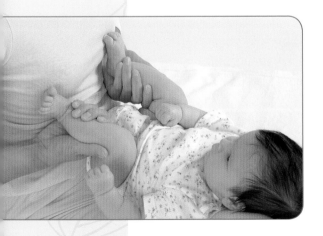

## 10. Relajación hasta las yemas de los dedos

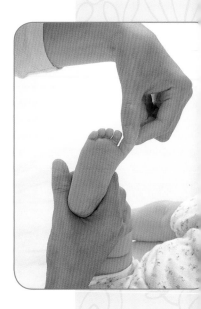

Rodea con una mano el tobillo, con la otra presiona ligeramente el dedo gordo por encima y por debajo entre tu pulgar e
índice. Empieza en la base de la articulación y ve en dirección a
la yema. Presiona breve y suavemente, avanza un poco, vuelve
a presionar breve y ligeramente, etcétera.

Ahora tira con mucha suavidad del dedo y a continuación
pellizca con una presión uniforme la «membrana» que hay entre los dedos. Después pasa al siguiente dedo y vuelve a masa-
jear poco a poco, tira con suavidad y pellizca la «membrana interdigital». Sigue trabajando dedo a dedo hasta el meñique.

Aquí es idónea esta rima:

*Juego de dedos de la cosecha:*
*Éste fue a por manzanas,*
*éste las transportó,*
*éste las peló,*
*éste las cortó,*
*y éste pícaro pequeño*
*se las comió.*
*(Rima popular adaptada por Tamara Chubarovsky, DVD* Rimas y juegos de
dedos, *Editorial Pau de Damasc, Barcelona.)*

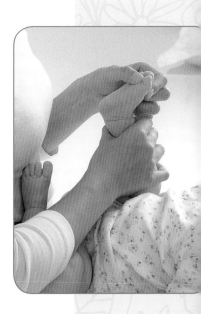

❱ El masaje de los dedos de los pies ayuda a calmar a los niños
fácilmente irritables. Es un ejercicio con el que el niño puede
relajarse debidamente.

### 11. ¡Buenas noches!

Rodea los tobillos de tu hijo y durante uno a dos minutos aplica cierta presión con los pulgares en la depresión que se forma en la planta del pie. Este punto se llama «Fuente Burbujeante».

❭ Tocar este punto serena y fomenta el sueño.

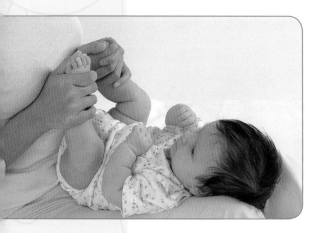

# LO QUE PUEDE HACER EL BEBÉ
de tres o cuatro meses:

✔ Juntar ambas manos en el centro del cuerpo tumbado boca arriba. Sus pies también han entrado en contacto y el niño puede sujetar la cabeza quieta en el centro. Todo ello son indicios de que el bebé ha encontrado su centro y su desarrollo motor progresa favorablemente.
✔ Seguir con la mirada los objetos que movemos frente a él lentamente de derecha a izquierda. Cuando oye un ruido, gira la cabeza en su dirección.
✔ Tumbado boca abajo, el pequeño se apoya sobre los codos. Puede levantar el tronco hasta el ombligo.

Si al término del cuarto mes de vida tu bebé tiene aún dificultades con estos movimientos, mejor que lo consultes con tu pediatra. La fisioterapia, por ejemplo, puede ayudar a tu niño. Los siguientes juegos también ayudarán a tu pequeño a desarrollar las aptitudes correspondientes. En estos ejercicios también es importante hablar con el niño y mantener el contacto visual, de este modo obtendrás toda la atención del bebé.

Estos ejercicios puedes llevarlos a cabo como complemento de los ejercicios básicos del trimestre o irlos alternando. Pero ¡no exijas demasiado al bebé! Si el niño ha dejado de estar atento, deberías parar de inmediato y retomarlos un par de horas después o al día siguiente.

# Ejercicios para peques rezagados

### Sentir

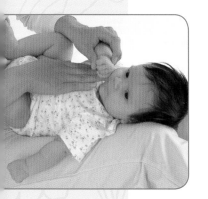

Descansa una mano sobre el pecho de tu hijo y con la otra ro-déale suavemente la muñeca. Ahora acerca la mano con cuidado hacia la boca del bebé. A menudo el pequeño se la introduce dentro en el acto; en caso contrario, acaricia la mejilla del bebé con su propia mano. Repite unas cuantas veces y cambia de mano. ¡No olvides hacer pausas!

❱ Se anima al bebé a reconocer y usar sus manos.

### Aplaudir

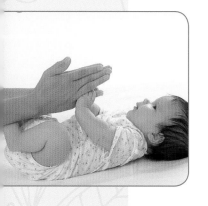

Deja que el niño agarre tus meñiques y entonces aplaude con las manos entre tres y cuatro veces delante de su pecho. Ahora frota con cuidado las palmas de sus manos una contra otra. Después rodea los omoplatos y parte superior de los brazos del niño y, muy suavemente, empújalos un poco hacia dentro; al hacerlo el bebé juntará las manos.

❱ Que juegue con sus propias manos es importante para que el bebé pueda aprender a agarrar.

### Pie con pie

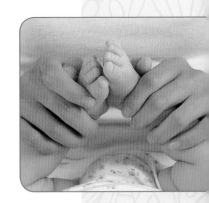

Frota con suavidad una contra otra las plantas de los pies del bebé. Puedes repetirlo un par de veces. Ahora, de uno en uno, aprieta con mucho cuidado los dedos de ambos pies entre sí. Empieza mejor por los dedos gordos.

> ❱ Si el bebé junta a la vez manos y pies es que ha encontrado su centro, lo cual es importante para el equilibrio.

### En volandas

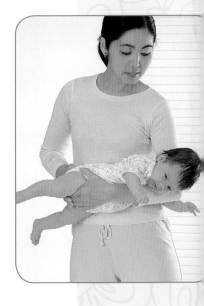

Si a tu hijo no le gusta estar tumbado boca abajo, prueba a llevarlo en volandas: coloca a tu pequeño boca abajo sobre tus antebrazos. Ahora camina por el cuarto (alternando el ritmo: deprisa/despacio); al niño le gustará. Levantará la cabecita y observará la habitación desde esta perspectiva. De vez en cuando gíralo con su espalda contra tu barriga para que obtenga otro punto de vista. Y cámbialo de lado de forma que el bebé también pueda mirar en la otra dirección.

> ❱ El niño se acostumbra a estar boca abajo y se le tonifican los músculos que sostienen la cabecita. Es una posición recomendable también para bebés que padecen gases.

**Aguantar boca abajo**

El bebé y tú estáis tumbados boca abajo en el suelo, uno al lado del otro. Pasa un antebrazo por debajo de su pecho y coloca la otra mano sobre el trasero del niño. Esto ayuda al bebé a aguantar echado boca abajo, una posición que cansa mucho. Cuando el niño se haya familiarizado un poco con la posición, también puedes ponerle una toalla enrollada debajo del pecho. A tu bebé le encantará que ahora te tumbes frente a él y le hables, aunque tener un juguete delante también le ayudará a mantener la posición.

❱ Tonifica la musculatura de nuca y espalda, y acostumbra a los niños a estar boca abajo.

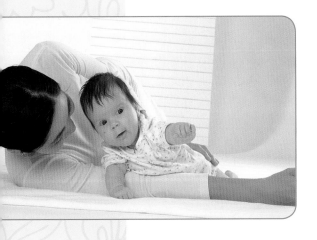

## Minitaller: haz una lista de las veces que has sonreído

El día a día con el bebé es muy estresante. ¡No te preocupes! La mayoría de los padres jóvenes tienen la misma sensación. Pero seguro que también hay un montón de momentos maravillosos con el niño. Dibuja un gran corazón en un papel Din A4 y durante una semana ve anotando en palabras clave lo que más te divierte hacer con el niño y te arranca una sonrisa de los labios. Verás que la lista resultante es increíblemente larga. Recorta el corazón y engánchalo en la pared o cuélgalo en la nevera. Cuando de pronto sientas que todo te supera, echa un vistazo a la lista y verás negro sobre blanco por qué es tan fabuloso tener un bebé.

## Sesión para mamá y papá

### Reponer fuerzas

Si observas a tu hijo, lo primero que salta a la vista es la barriga redondita del bebé. También más adelante, en la edad adulta, la barriga sigue siendo el centro alrededor del cual todo gira. En dicho centro, el *Hara*, como dicen los japoneses, se renuevan las fuerzas. Los siguientes ejercicios te ayudarán a serenarte y relajarte.

### Bisagra Celeste

Échate cómodamente en el sofá o en una colchoneta sobre el suelo. Ahora frota con fuerza una contra otra las palmas de las

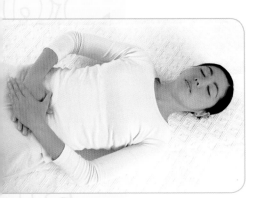

manos, hasta que estén calientes. Pon ambas manos debajo del ombligo, una encima de la otra. Que los dos pulgares descansen tranquilamente a derecha e izquierda del ombligo. Los puntos que hay debajo de los pulgares pertenecen al Meridiano del Estómago, llevan el nombre de «Bisagra Celeste» y al tocarlos su efecto es armonizador y tranquilizador. Ahora inspira y exhala regularmente cinco veces. Observa cómo tus manos siguen el ritmo respiratorio de la barriga.

### Mejorar la respiración profunda

Este ejercicio empieza en posición sentada sobre los talones. Puedes tumbar a tu bebé en el suelo a cierta distancia de ti. Ahora ponte de rodillas con las piernas ligeramente separadas.

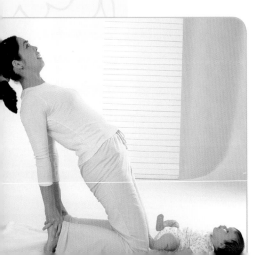

Importante: las caderas permanecen alineadas sobre las rodillas y los empeines presionan contra la colchoneta o manta. Levanta la mirada hacia el techo de la habitación al mismo tiempo que echas los omoplatos hacia atrás para ensanchar el tórax. Aguanta así varias inspiraciones. Ahora rodea los talones con las manos e inclínate hacia atrás. Pero no demasiado; de lo contrario, comprimirás la zona de las vértebras lumbares. Si te resulta difícil inclinarte hacia atrás, ayúdate colocando las manos en el trasero.

Deja poco a poco esta posición e inclina el tronco hacia delante, apoya los codos en el suelo junto al bebé, deja que la barriga descanse relajada y dale un beso en el abdomen a tu hijo. Este ejercicio es beneficioso tanto para la respiración como para la digestión y produce también un efecto positivo sobre la lactancia.

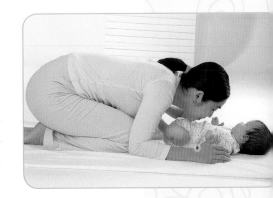

### Buena sensación de vientre

Para estimular aún más la digestión, se recomienda esta variación del ejercicio anterior: permaneces de rodillas, te inclinas ligeramente hacia delante y rodeas con las manos la parte posterior de los muslos. Los dedos descansan en la corva y los pulgares quedan por fuera. Ahora presiona con las palmas de las manos la parte posterior de los muslos. A continuación baja lentamente, manteniendo la posición de las manos, hasta donde te resulte cómodo. Así aumentará la presión sobre el punto del «Intestino Grueso 4», que está debajo del dedo índice. Tiene por nombre el «Fondo del Valle», que en sí ya lo dice todo acerca del efecto que produce.

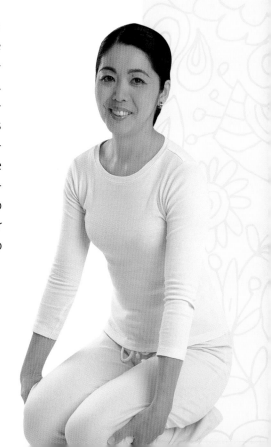

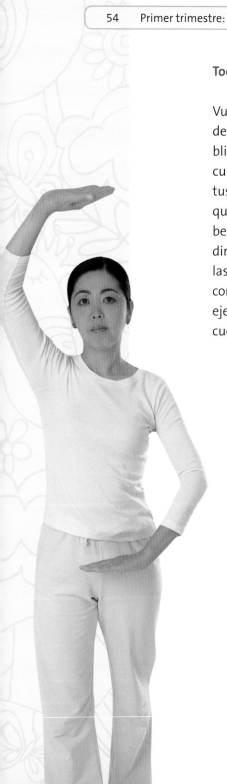

**Tocar el cielo**

Vuelve a levantarte. De pie y con los hombros bien separados de las orejas, coloca ambas palmas de las manos sobre el ombligo. Respira tranquilamente y, en la medida de lo posible, procura aflojar cualquier tensión. Cuando notes calor debajo de tus manos, da un paso hacia delante con el pie derecho a la vez que levantas el brazo derecho hacia arriba por encima de la cabeza. Baja el brazo izquierdo girando la palma de la mano en dirección al suelo. Ahora empuja fuerte con ambas palmas de las manos hacia arriba y hacia abajo. ¿Notas el estiramiento? A continuación relaja los brazos y bájalos. Cambia de lado. Este ejercicio afloja la musculatura, además de tonificar todo el cuerpo y proporcionar calma.

# Reponiendo energías

### Apretón de orejas

Con los dedos pulgar e índice masajéate la oreja, preferiblemente las dos a la vez. Empieza con una ligera presión en el borde superior y baja poco a poco hasta el lóbulo inferior. Luego vuelve a subir. Para acabar tira prolongada y suavemente de las orejas.

Efecto: Este ejercicio activa principalmente el Meridiano del Riñón, encargado de la vitalidad básica. Actúa como un pequeño energizante, por lo que es un excelente sustituto de una taza de café exprés.

### Bebida fresca

Esta agua especial es refrescante y te dará fuerzas. Ideal durante la lactancia.

Hervir en un cazo con tapa dos litros de agua con un poco de piel de medio limón sin exprimir y dos bayas de enebro secas. Hervir durante quince minutos a fuego medio. Apagar y dejar que la bebida repose unos veinte minutos.

Conservar caliente en un termo e ir bebiendo durante el día.

### Regálate un baño

Relajarse en un baño aromático renueva energías. Para disolver los aceites esenciales en agua necesitas un excipiente: dos cucharadas de miel y/o un vaso de crema de leche son ideales para la disolución. Echa dos o tres gotas de aceite esencial, remueve y vierte la mezcla en la bañera. Los aceites de cardamomo, naranja sanguina y lavanda son aditivos idóneos para reducir el estrés. Si estás irritado y extenuado prueba con una mezcla de aceite de raíz de angélica, lavanda y rosas.

Si no tienes tiempo para un baño, también puedes usar el agradable efecto de los aceites esenciales a modo de loción corporal. Usa un aceite hidratante y neutro como excipiente, el de jojoba, por ejemplo, o el de pepitas de uva. Mezcla esta base con unas cuantas gotas de un aceite esencial de tu elección y úntate el cuerpo con ello dándote suaves toques.

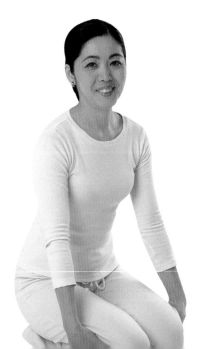

# LO QUE TU BEBÉ Y TÚ HABÉIS HECHO JUNTOS:

Tu pequeño ahora tiene tres meses y durante estas doce semanas lo has dado todo: has pasado noches en vela, has renunciado a determinadas bebidas y alimentos, has paseado al niño en brazos, le has dado mimos en forma de shiatsu... Has intentado en todo momento hacer las cosas bien. Y lo has bordado. Piensa un momento en los progresos que ha hecho tu pequeñín y ¡en el magnífico equipo que formáis!

Según la perspectiva japonesa tu hijo ha encontrado ya su centro y ha experimentado que hay un suelo firme que lo sostiene. Esta seguridad original se la debemos a los meridianos de la «familia anterior», que determinan muy especialmente el primer trimestre del bebé. Esto es lo que el niño ha interiorizado: «Me llevan y me cogen en brazos, tengo mi sitio en esta familia y soy bienvenido en este mundo». ¿Qué regalo más bonito que éste puede hacérsele a una personita a lo largo de su vida?

# Galería de ejercicios

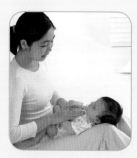

**1. Dar la bienvenida al bebé**
(pág. 38)

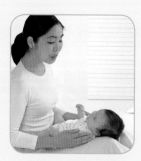

**2. Dar estabilidad**
(pág. 39)

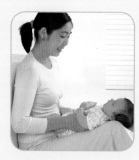

**3. Tonificar la columna vertebral**
(pág. 40)

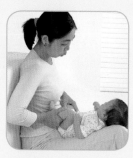

**4. Estirar la espalda**
(pág. 40)

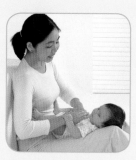

**5. Encontrar el centro**
(pág. 41)

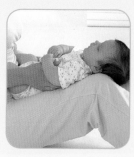

**6. Armonizar el intestino**
(pág. 42)

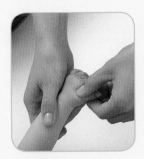

**7. Fortalecer el organismo**

(pág. 42)

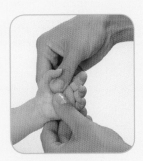

**8. Armonía total**

(pág. 43)

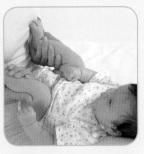

**9. Estimular la digestión**

(pág. 44)

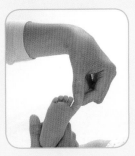

**10. Relajación hasta las yemas de los dedos**

(pág. 45)

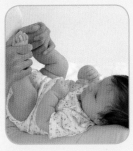

**11. Buenas noches**

(pág. 46)

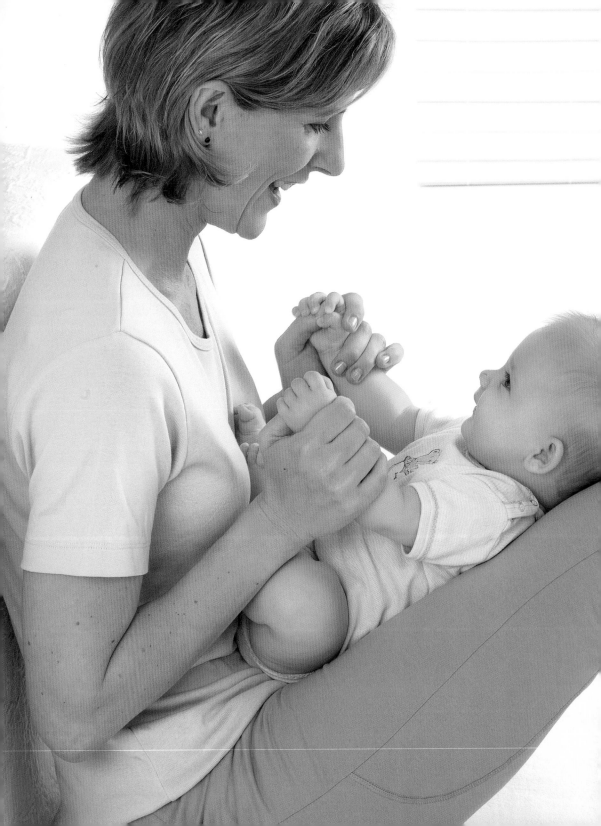

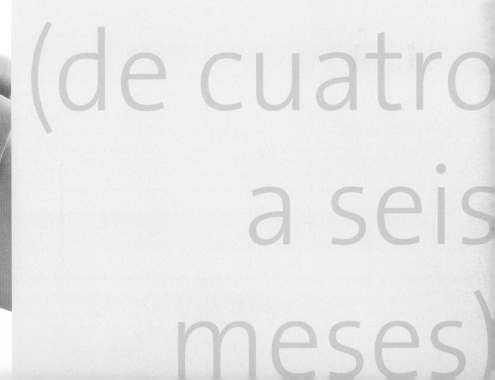

# SEGUNDO TRIMESTRE:
# Ponerse en movimiento

(de cuatro
a seis
meses)

## Desarrollo evolutivo del bebé en este periodo

Con cuatro meses el bebé ya es bastante más independiente. Los cambios de temperatura y el ruido ya no le molestan tanto. El sólido vínculo que tiene contigo le ayuda a no alterarse por cualquier menudencia.

Tu hijo percibe ahora su entorno con más claridad. Reconoce ruidos, caras, objetos y puede calcular mejor a qué distancia está, por ejemplo, mamá.

Mientras que durante los tres primeros meses el pequeño se expresa principalmente a través del llanto, ahora ya hace muchos más ruidos. El bebé chilla de alegría cuando, por ejemplo, mamá o papá se inclinan sobre la cuna. Así indica que está a gusto. Sin embargo, el timbre de su propia voz sigue resultándole extraño, por lo que empieza a hacer monólogos para probar y conocer su voz. Hace gorgoritos, masculla, da gritos de alegría y se escucha fascinado.

Asimismo, reacciona con sonidos cuando los padres le hablan. Hasta el sexto mes de vida el lenguaje, por regla general, se limita a dos letras que pronuncia juntas: ma o pa.

Pero no sólo aumenta la capacidad lingüística, sino también la habilidad motora. El ansia de descubrir del niño es mayor. En el segundo trimestre el bebé se mira las manitas durante horas y juega con ellas. También investiga sus muslos y rodillas cuando está boca arriba. Y en las siguientes semanas palpará sus piernas y pies.

Durante el quinto y sexto mes de vida para muchos pequeños los pies se convierten en su juguete favorito. De este modo el niño aprende, entre otras cosas, a mantener el equilibrio. Que esté tumbado boca arriba y juegue con los pies es importante, además, porque así se estiran las vértebras lumbares y se tonifica la musculatura abdominal. Eso prepara al bebé para la posición sentada.

Normalmente ahora al niño le gusta estar boca abajo y se apoya en los codos. De no ser ése el caso, sigue de momento con los ejercicios del primer trimestre. Los ejercicios para rezagados que incluye también son ideales para tu hijo ahora.

Si el bebé está boca abajo y se apoya en sus antebrazos, al cuarto mes ya puede aguantar la cabeza varios minutos y girarla tranquilamente a izquierda y derecha. Levanta el tronco del suelo sin despegar el bajo vientre, con lo que el pequeño estira caderas y muslos, quedándose despatarrado. Las piernas del bebé se levantan un poco del suelo.

En el quinto y sexto mes el niño empieza además a cambiar el peso sobre un brazo, con lo que el otro le queda libre para agarrar algo, de forma que puede coger algún mordedor, cubo de madera o chupete.

Al término del segundo trimestre puede agarrar algo que esté fuera de su línea media, es decir, intentar coger, por ejemplo, con el brazo derecho, un juguete que quede a su izquierda. Éste es un paso muy importante para aprender el volteo. Los niños pasan de estar boca arriba a tumbarse boca abajo generalmente entre el quinto y séptimo mes. Más o menos a las dos semanas de dominar este primer volteo, consiguen hacerlo también al revés, es decir, pasando de estar boca abajo a tumbarse boca arriba. Con los ejercicios que te ofrecemos aquí ayudarás a tu bebé a aprender a dominar la coordinación de movimientos.

Al final del sexto mes o principios del séptimo, el bebé se apoya ya en las manos cuando está echado boca abajo. Ahora el niño seguramente puede mover sin problemas la cabeza hacia todos los lados y mantenerla erguida. De vez en cuando apoya aún la barriga en el suelo, pero el bebé tiene ya fuerza para mantener un rato cabeza, pecho y barriga levantados. Y con los siguientes ejercicios pronto lo hará aún mejor.

Entre el quinto y séptimo mes tu hijo aprende algo más, absolutamente decisivo: a distinguir entre conocidos y extraños; capacidad que pone de manifiesto mostrando su extrañamiento. O sea, que el bebé protesta cuando la abuela, que viene a verlo en contadas ocasiones, quiere cogerlo en brazos. Ahora el niño reclama la cercanía y la seguridad que le proporcionan sus principales personas de referencia, es decir, mamá y papá. Algunos niños miran ahora con cierto recelo incluso al padre, que casi siempre pasa menos tiempo con el bebé que la madre.

En esta fase es importante que tanto el padre como la madre satisfagan la necesidad que tiene el niño de obtener el respaldo de ambos. Esta experiencia refuerza su confianza original. Sabiendo que sus padres están siempre ahí, podrá abrirse a otras orillas (cuando recupere un poco de valor). Y al cabo de un par de semanas o unos cuantos meses la abuela o la educadora de la guardería ya no le inspirarán recelo alguno, sino que se habrán convertido en sus mejores amigas.

La duración de la fase de extrañamiento varía según el niño. La mayoría la supera al cabo de unas semanas. Y cuanta más seguridad puedas transmitirle a tu pequeño, por ejemplo, con las prácticas de shiatsu, antes se abrirá a otras personas y nuevos descubrimientos.

# Sesión para los más pequeños

A partir del cuarto mes tu hijo probablemente esté tan grande que ya no puedas darle mimos sobre tu regazo. Lo mejor es que ahora pases al suelo. Siéntate con las piernas separadas o cruzadas en una colchoneta o manta. Como punto de apoyo, por ejemplo, reclínate en un cojín contra la pared.

En caso de que el suelo te resulte demasiado incómodo, también puedes realizar los ejercicios de pie. En tal caso, el bebé debe estar tumbado en una manta encima de la mesa o cambiador. Delimita con un cojín la superficie destinada a la gimnasia y los ejercicios.

Sin embargo, lo ideal es que el bebé esté echado en el suelo frente a ti sobre una colchoneta de gimnasia o manta. Los ejercicios que ya has aprendido en el primer trimestre puedes seguir practicándolos. Empieza, por ejemplo, con dos o tres contactos conocidos que le gusten a tu pequeño y prueba después los pasos nuevos.

**Para la sesión necesitas:**
- Una toalla de mano pequeña y suave.
- Una pelota de piscina de aproximadamente treinta centímetros de diámetro.
- Un calcetinito en cuya puntera hayas cosido una campanilla.
- Un juguete atractivo.
- Un cojín duro.
- Una cuña de asiento o colchoneta de tumbona.

### 1. ¡Hola, tesoro!

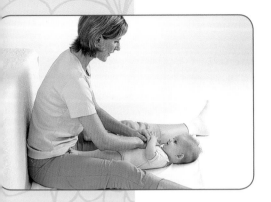

El bebé está tumbado boca arriba. Coloca las manos cruzadas en diagonal, una encima de la otra, sobre el pecho del niño. Aplica una presión suave en dirección a los pies. Mantén el contacto visual y saluda a tu bebé con una canción, un proverbio o recitando la siguiente rima:

*Viene una hormiguita,*
*viene una hormiguita y se sienta en la sillita.*
*Viene un moscardón y se sienta en el sillón.*
*Viene un mosquito y te da un pellizquito.*
*Viene una pulguita y te hace cosquillitas.*
(Tamara Chubarovsky, DVD Rimas y juegos de dedos, *Editorial Pau de Damasc, Barcelona.)*

❱ El bebé te prestará atención y se preparará para que te dediques enteramente a él.

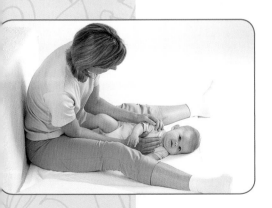

### 2. Volteo boca abajo

Pasa el brazo derecho entre las piernas del bebé, colocándolo sobre su esternón y su barriga. Con la mano izquierda rodéale el hombro derecho. Presiona ligeramente su pecho y su barriga. Con la mano izquierda gira muy lentamente al niño de lado. Cuando levante la cabecita, gíralo completamente de lado y finalmente ponlo boca abajo.

❱ Entrena la coordinación y favorece el volteo.

### 3. Alargar y estirar

Coloca a tu bebé despierto boca abajo. Si aún está inseguro en esta posición, puedes enrollar una toalla de mano pequeña y ponerla transversalmente debajo de su pecho y axilas. Rodéale los costados con ambas manos, los pulgares deben quedar sobre la espalda. Desciende hasta la pelvis al tiempo que presionas suavemente a ambos lados de la columna vertebral con los pulgares. Al llegar al sacro coloca

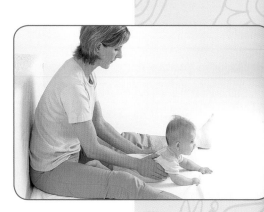

una mano encima de la otra. Ahora tira con suavidad en dirección a los pies del bebé.

❱ Mejora la capacidad de enderezamiento del niño. El ejercicio tonifica la columna vertebral, lo cual es importante para una espalda sana. Además, a los niños que tienen una buena postura también les cuesta menos (según las enseñanzas japonesas) aprender a hablar.

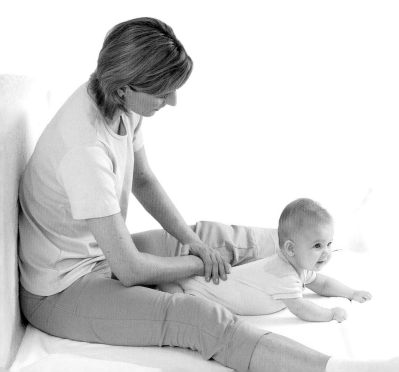

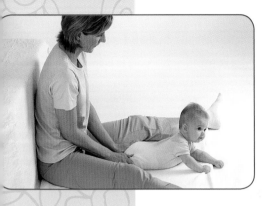

### 4. Percibir las piernas

A continuación rodea con cada mano respectivamente la parte posterior de los muslos de tu hijo y desciende hasta los pies ejerciendo cierta presión.

❱ El bebé se relaja. Además, su percepción de piernas y pies mejora. Es un ejercicio que también fomenta el enderezamiento.

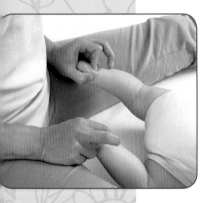

### 5. Aguantar la cabecita

Al llegar a los pies del bebé, aprieta durante dos minutos con el pulgar e índice respectivamente los dos puntos que hay junto a la cara interna y externa de los tobillos.

❱ Apretando estos puntos, ayudas al niño a levantar la cabeza y aguantarla centrada sin problemas.

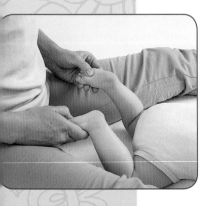

### 6. Transmitir tranquilidad

Este ejercicio ya lo conoces del primer trimestre (véase pág. 46): rodea un pie con cada mano. De uno a dos minutos aplica una presión ligera con los pulgares en la depresión de las plantas de los pies del bebé.

❭ Tocar el punto de la «Fuente Burbujeante» ayuda rápidamente a calmar a los niños distraídos. Al niño le cuesta menos desconectar y duerme mejor.

## 7. Desplazar el peso

El bebé está tumbado boca abajo. En caso de que esté intranquilo, haz un descanso. Ahora rodea los brazos flexionados del niño por fuera. Ejerce una ligera presión hacia abajo para que note cómo se apoya en la superficie. A continuación desplaza su peso sobre un brazo. Aguanta brevemente y luego cambia al otro lado.

❭ El bebé aprende a desplazar su peso.

## 8. Enderezar los hombros

Vuelve a sujetar por fuera los dos brazos con ambas manos, de modo que los pulgares descansen en el centro de los omoplatos.

❭ El bebé contrae activamente la musculatura del tronco y yergue los hombros. Ésta es la base de una buena postura.

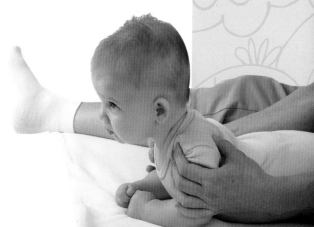

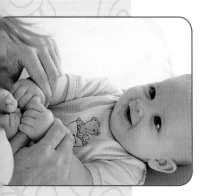

### 9. Hacer contrapeso

Siéntate en el suelo con las piernas flexionadas. El bebé está tumbado boca arriba sobre tus muslos. Agárrale las manos, balancea suavemente ambas rodillas y recita la siguiente rima. Al final estira despacio las dos piernas y deja que el bebé se deslice con cuidado hacia abajo.

*Los caballitos*
*Cabalgo en mi caballo bayo.*
*Corre, corre, caballito.*
*Corre, corre, carro.*

*Cabalgo en mi caballo blanco.*
*Corre, corre, caballito.*
*Corre, corre, carro.*

*(Tamara Chubarovsky, DVD* Rimas y juegos de dedos *y* Rimas y juegos de movimiento, *Editorial Pau de Damasc, Barcelona.)*

❱ El lactante intenta hacer contrapeso con su cuerpo y educa su sensación de equilibrio.

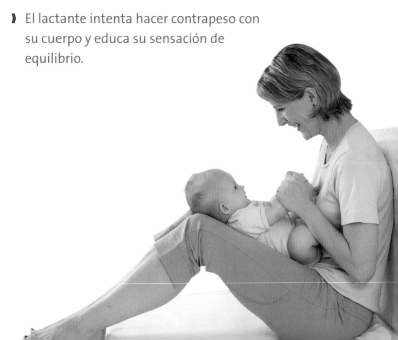

## 10. Mimar los pies

El bebé está tumbado boca arriba. Con una mano rodea una de sus piernas. Ahora con la cara interior del índice acaríciale el empeine del pie empezando por los dedos. Al hacerlo el niño los levantará. El paso siguiente consiste en acariciarle con el dedo la planta del pie, también empezando por los dedos. Ahora el bebé bajará el pie. Acto seguido desliza el dedo por el borde exterior del pie y finalmente por el interior. Con ello el niño entrena los músculos de todo el pie.

❯ Estas caricias fomentan la movilidad del pie, mejoran la circulación y ayudan en casos de pies fríos crónicos. El ejercicio puede utilizarse también para tratar los pies varos [pie desviado hacia dentro, que apoya en el suelo por su borde externo] (véase también pág. 145).

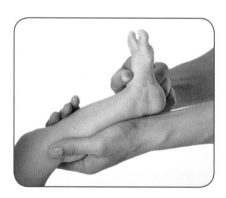
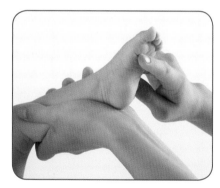
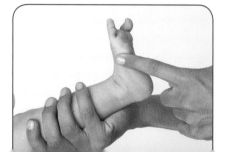
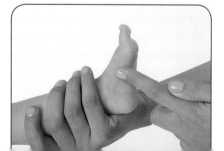

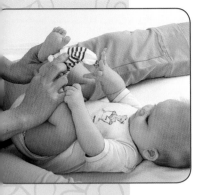

### 11. Descubrir los piececitos

El niño sigue boca arriba. Ponle preferiblemente un pequeño cojín debajo del trasero. Así le será más fácil llegar a sus pies. Ahora cúbrele los dedos con el calcetín de la campanilla. El pequeño intentará agarrarse el piececito que tintinea y con ello descubrirá sus propios pies. Cuando el niño tenga el calcetín en la mano, repite el ejercicio con el otro pie.

❯ Este juego entrena tanto la musculatura abdominal del bebé como su sentido del equilibrio.

### 12. Tonificar la espalda

Tumba a tu bebé boca abajo encima de una pelota de piscina. Debería tener un diámetro aproximado de treinta centímetros y no estar demasiado hinchada. Con ambas manos sujeta a tu hijo por los costados. Sus pies tocan el suelo o (si el bebé es aún muy pequeño) tus muslos. Ahora el niño empezará emocionado a empujar con los pies al tiempo que levanta la cabeza. Al bebé le divertirá mucho más el ejercicio si la madre lo mira; también puedes tumbarte delante del pequeño, apoyarte en los antebrazos y sujetar al bebé.

❱ Este juego ayuda a los bebés a acostumbrarse a estar boca abajo. Es tan emocionante ver el mundo desde este nuevo ángulo de visión que olvidan por completo lo cansado que resulta aguantar la cabeza tumbados en esta posición. La espalda se tonifica y estira.

## 13. Practicar boca abajo

También puedes acostumbrar al bebé a estar boca abajo con una cuña de asiento. Si en casa no tienes ninguna, puedes crear un plano oblicuo con la colchoneta de una tumbona y un cojín duro. Coloca al bebé encima de la diagonal. Sus brazos deberían colgar sobre el suelo por la parte más elevada. Si ahora vuelves a ponerte delante del pequeño y le hablas o ruedas una pelota hacia él, se lo pasará en grande boca abajo. O coloca un juguete atractivo delante del niño; eso casi siempre le fascina tanto que olvida por completo el esfuerzo que realiza. Puedes ayudar al bebé poniéndole una mano sobre el sacro.

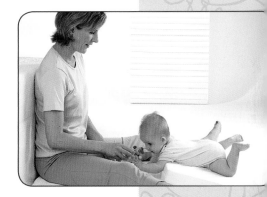

❱ Tonifica la musculatura de abdomen y nuca.

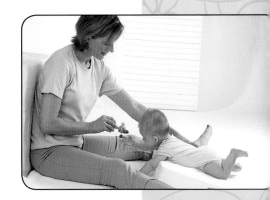

# LO QUE PUEDE HACER EL BEBÉ
de seis o siete meses:

✔ Tocarse los pies con las manos y jugar con ellos cuando está boca arriba. El niño bascula a veces hacia la derecha y la izquierda, pero vuelve a encontrar el centro.
✔ Para el bebé no supone problema alguno estar un par de minutos tumbado boca abajo mirando a izquierda y derecha, o jugando con algún objeto, para lo que alarga ya la mano derecha hacia la zona de la izquierda y viceversa. Es decir, que el niño sobrepasa su línea media.
✔ Apoyarse en las manos: el bebé levanta el tronco y se apoya en las manos. Las piernas se estiran.

Si tu bebé tiene aún dificultades con estos movimientos, lo mejor es que le pidas consejo a tu pediatra. Seguramente la fisioterapia puede ayudar al niño. Pero también los ejercicios siguientes ayudarán a tu pequeño a explorar su propio cuerpo y desarrollar las habilidades correspondientes. También aquí es importante hablarle al niño para captar toda su atención.

# Ejercicios para peques rezagados

### En equilibrio

El niño está tumbado boca arriba. Entrelaza los dedos y colócalos sobre el tronco del bebé. Ahora desplaza poco a poco su peso: primero hacia la derecha y luego hacia la izquierda. El niño automáticamente se moverá al compás. Repite el ejercicio un par de veces. Si el pequeño sigue el movimiento con los ojos es que está atento.

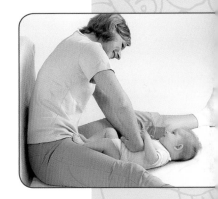

❱ El bebé aprende a desplazar su peso.

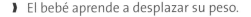

### Inclinado

Si a tu hijo no le gusta estar boca abajo, vuelve a colocarlo transversalmente sobre tus muslos. Tú siéntate cómodamente en el suelo con las piernas estiradas. Ahora crúzalas. El tronco del bebé está sobre la pierna de encima y los brazos le cuelgan hacia abajo.

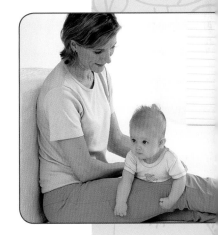

❱ Esta postura le facilita al bebé estar boca abajo y le ofrece nuevas e interesantes perspectivas. A los pequeños que protestan en esta posición les gusta ver las cosas desde otro ángulo.

**Mecerse**

Mantén la posición, pero con las piernas elevadas. Rodea los hombros y parte superior de los brazos del niño. Ahora puedes mecerlo un par de veces a izquierda y derecha (mejor si acompañas el movimiento con una rima o canción). Luego desplaza el peso del niño más en dirección a la cabeza. Eso hace que el bebé se apoye en el suelo con las manos. Si todavía tiene los brazos demasiado cortos para ello, también puedes tumbar al niño sobre tus canillas.

❱ Fomenta el equilibrio y la sensación corporal. Se practica el apoyo en las manos.

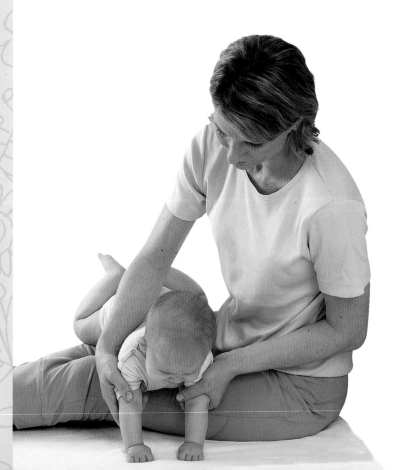

**¡Dame la mano!**

Que en el segundo trimestre el bebé aún cierre con frecuencia los puños dificulta el apoyo en las manos y el posterior gateo. En ese caso al pequeño le ayudará especialmente que trabajes sus manos con más asiduidad (véase pág. 42 y sig.).

❱ El tratamiento de las manos relaja al bebé, que las abre.

**El truco del juguete**

Pon un cojín duro en el suelo y encima un juguete que le guste al niño. El bebé está tumbado delante, apoyado en los codos. Para alargar la mano hacia arriba y agarrar el juguete tiene que apoyarse en un brazo.

❱ Fortalece los músculos y fomenta el equilibrio.

## Minitaller: descansar más para tener más fuerzas

Todas las personas necesitan oasis de tranquilidad. Hay que reconocer que al principio este experimento no es del todo sencillo: durante diez minutos intenta ser plenamente consciente de los ruidos que percibes a tu alrededor. ¡Anota lo que oyes! Probablemente te sorprenda cuánto hay para escuchar. Cuando no prestamos atención, los ruidos suelen ignorarse.

Y ahora intenta crear espacios de calma en el día a día. Empieza primero durante las comidas: apaga móvil, radio y televisión. Y luego, además de las comidas, procura disponer (por lo menos una vez al día) de un par de minutos de reposo, ya sea mientras das de mamar en el sofá o te das un baño en la bañera. Lo importante es saborear conscientemente estos pequeños momentos, porque dan mucha fuerza.

También los más pequeños quieren a veces que los dejen tranquilos. Observa a tu hijo: ¿cuándo quiere estar solo? ¿Cuándo necesita tiempo para explorar su cuerpo o un juguete atractivo sin que lo distraigan? Incluso para chuparse el dedo con fruición hace falta tranquilidad y concentración. La experiencia de poder estar uno completamente a solas consigo mismo, de poder entretenerse con algo, determinará la vida posterior de tu hijo y le hará más  independiente.

# Sesión para mamá y papá

## Entreno de tenis a la japonesa

Cargar y llevar de aquí para allá al bebé, que cada vez pesa más, deja sus huellas: muchas madres tienen problemas de espalda o les cuesta ir erguidas. Además, también puede deberse a que la musculatura abdominal está débil todavía después del embarazo y el parto. Los hombros se hunden hacia delante, la respiración se constriñe y con ello también somos más propensos a las infecciones.

Los siguientes ejercicios tonifican la espalda y evitan problemas posturales. Son fáciles de aprender y se hacen rápido. Lo único que necesitas para hacerlos son **dos pelotas de tenis**, **una manta**, **un cojín** y **ropa cómoda**.

La mayoría de los bebés se divierten de lo lindo tumbados mientras observan a su madre, especialmente si al pequeño lo dejan jugar también con una pelota.

Si ya tienes problemas de espalda y padeces, por ejemplo, una hernia discal o tienes un disco lesionado, pregunta antes sin falta a tu médico si puedes hacer los ejercicios tal como aparecen descritos o deberías elegir únicamente unos cuantos.

### Espalda más fuerte

Observa la posición de los puntos *Yu* del dibujo. Son unos puntos especiales que están en la espalda sobre el Meridiano de la Vejiga y que a su vez están en contacto con otro meridiano. El *P*, uno de los puntos *Yu*, equivale al Meridiano de los Pulmones y se encarga de la respiración, de mejorar las defensas, fortalecer el sistema inmunitario, mantener los propios límites y de que

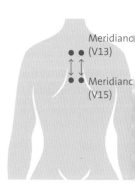

Meridiano (V13)

Meridiano (V15)

tengamos más fuerzas en la vida cotidiana. El Meridiano del Corazón *(C)* fortalece las relaciones, el amor y el afecto.

Túmbate boca arriba con las piernas ligeramente dobladas. Coloca las pelotas de tenis a derecha e izquierda de la columna vertebral (puntos superiores del dibujo). Los brazos están a lo largo del cuerpo. Haz unas cuantas inspiraciones y poco a poco vete hundiendo con cuidado encima de las pelotas. Permanece en esta posición hasta que notes que la tensión disminuye.

Ahora levanta la cabeza y acerca los talones a las nalgas, con lo que las pelotas rodarán hasta los otros dos puntos dibujados. Vuelve a relajarte encima de las pelotas. Con cada inspiración intenta hundirte más sobre ellas. Para terminar vuelve al punto inicial. Puedes alargar el masaje tanto como te apetezca. Luego saca las pelotas y con las piernas estiradas observa cómo te sientes durante unas cuantas inspiraciones. Este ejercicio contrarresta la joroba, profundiza la respiración y fomenta la circulación.

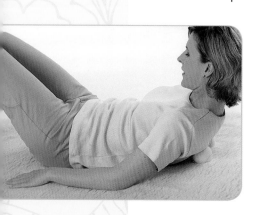

**Descargar la nuca**

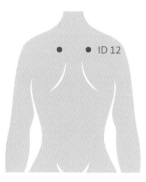

Siéntate con la espalda recta y deja que el brazo derecho cuelgue al lado del cuerpo. Ahora con la otra mano palpa el huesudo borde superior del omoplato derecho. A continuación deslízate en la depresión que hay debajo hasta un punto concreto del Meridiano del Intestino Delgado que está junto al hombro (ID12). Es probable que aquí notes un punto rígido y doloroso.

El Meridiano del Intestino Delgado favorece la posición de los omoplatos y con ello, fundamentalmente, que vayamos erguidos. Cargar al bebé y darle de mamar a menudo tensa los hombros.

Ahora túmbate de nuevo boca arriba en la manta y coloca las pelotas de tenis a derecha e izquierda de este punto. Baja la cabeza. Si la zona está muy tensa, es recomendable colocar un cojín pequeño debajo de la cabeza para poder relajarse mejor.

Una vez que hayas bajado la cabeza, cruza los brazos sobre el pecho. Con cada exhalación intenta hundirte un poco más encima de las pelotas. Cualquier posible tensión cederá enseguida. Realizado regularmente, este ejercicio ayuda a enderezar los hombros y a descargar la nuca. Lo que redunda en el cuerpo entero y en nuestro bienestar.

Estimula el Meridiano del Intestino Delgado. De acuerdo con la creencia japonesa, es el responsable de que sepamos qué nos importa realmente. Y hoy quizá te importe mucho más disfrutar del sol con tu hijo que arreglar la casa... Y encima sin remordimientos de conciencia. Mañana será otro día.

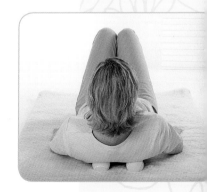

### Contra las rigideces

Ahora ponte de pie. Estira bien las piernas. Inclina el tronco hacia abajo intentando llegar al suelo con las puntas de los dedos, pero llévalo sólo hasta donde te resulte cómodo. A continuación ejerce en círculos cierta presión con los dedos índice y corazón a derecha e izquierda de la columna vertebral, encima del punto V23 del Meridiano de la Vejiga. Sigue con el ejercicio; te 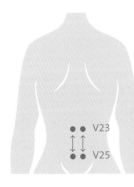 sorprenderá lo mucho que bajarás ahora. En acupuntura y shiatsu este punto se estimula muy a menudo cuando hay rigidez de espalda. Además, está situado encima del Meridiano del Riñón, que según la concepción japonesa se encarga de la vitalidad general.

Ahora vuelve a tumbarte boca arriba y flexiona las piernas. Pon las pelotas de tenis a ambos lados de la columna vertebral debajo del punto V23. Si te resulta más cómodo, colócate un cojín debajo de la cabeza. Ahora en cada exhalación intenta hundirte más en las pelotas. Estirando las piernas se puede incidir aún más en la presión.

Primero sentirás la presión local, pero luego la tensión afloja. Cuando domines un poco estos puntos, puedes rodar hacia un lado y el otro sobre las pelotas con las piernas flexionadas hasta llegar al siguiente punto del Meridiano de la Vejiga (V25), junto a las crestas ilíacas.

Estos dos puntos son los llamados puntos de la vitalidad y representan el fortalecimiento general. A las mujeres les va especialmente bien estimularlos después de un embarazo y un parto.

Estar de pie y cargar peso constantemente somete el punto V25 a un gran esfuerzo. También durante el embarazo el peso de la barriga cada vez más grande se deja notar, efecto que a menudo se prolonga incluso hasta el año después del parto. Sin embargo, esta lordosis no la produce únicamente al embarazo. También llevar al bebé apoyado en una cadera conduce con frecuencia a una mala colocación pélvica, lo que puede acarrear algunos problemas. Estimula este punto por lo menos una vez al día. Los japoneses masajean esta zona también para estimular la digestión.

## Mimar las piernas

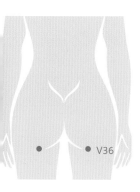

V36

Son especialmente las mujeres, que suelen ir con tacones, las que sufren un acortamiento de la musculatura de la parte posterior de los muslos. Estos músculos contribuyen de muy diversas formas a la mala colocación pélvica. Tratando el punto V36, que se encuentra en el Meridiano de la Vejiga, donde las nalgas se convierten en muslos, estos músculos pueden relajarse.

Siéntate en el suelo con las piernas ligeramente dobladas. Pálpate el punto de transición de las nalgas a los muslos y coloca ahí las pelotas de tenis, una debajo de cada pierna. Ten cuidado porque cerca pasa el nervio ciático. Si has puesto las pelotas justo debajo de éste, desplázalas un poco. Ahora estira lentamente las piernas mientras inspiras hondo. A ser posible, lleva despacio el tronco hacia delante, que las yemas de los dedos de las manos apunten hacia los dedos de los pies. La presión no debería ser dolorosa. Si duele, mejor que flexiones un poco las piernas.

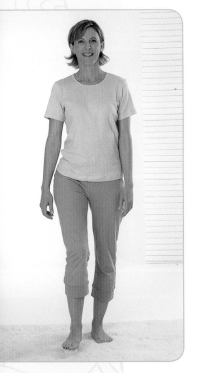

### Para el equilibrio

Ya conoces el punto de la «Fuente Burbujeante» del tratamiento para bebés. En la vida adulta es importante para enderezar el cuerpo sin esfuerzo. Este punto del Meridiano del Riñón en el centro de la planta del pie nos une con la tierra y nos ayuda a mantener el equilibrio cuando estamos erguidos, estabilizando, entre otras cosas, la bóveda plantar (R1). Está en medio de la planta del pie, en el borde inferior de los pulpejos.

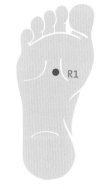

Ahora ponte de pie con los pies un poco separados. Coloca la pelota de tenis en el suelo y apoya un pie encima de modo que la pelota quede debajo del punto R1. Desplaza tu peso sobre este pie hasta donde te resulte cómodo. Aguanta así unas cuantas inspiraciones. A continuación rueda suavemente con el pie la pelota hacia delante y hacia atrás ejerciendo cierta presión. Después cambia de pie.

# Reponiendo energías

**Té tranquilizante**

El clavo de olor tranquiliza la tensión nerviosa. Pero a pesar de su efecto relajante, despierta y despeja todos los sentidos. Este té va bien para relajarse después de comer sin dejarte amodorrado:

Ingredientes: 5 cucharadas de postre de té de Assam, ½ palito de canela, 2 clavos, ½ litro de agua, ½ litro de leche, azúcar cande.

Preparación: introducir todos los ingredientes en un cazo y calentarlos. Llevar a ebullición y cocinar a fuego suave unos diez minutos, servir y azucarar al gusto.

**Masaje de pies**

Con este contacto, seguro que olvidarás momentáneamente tu cansancio: en primer lugar fricciónate con vigor ambos pies y mueve el tobillo en todas direcciones. La movilidad del tobillo repercute directamente en la zona lumbar. Para finalizar aprieta con el pulgar el punto de la «Fuente Burbujeante» del centro de la planta del pie, en el borde inferior de los pulpejos (véase pág. 84).

### Sopa reconstituyente

Al niño hay que cuidarlo durante las veinticuatro horas del día, por lo que es posible que uno se quede sin fuerzas. Por una vez, deja que cocinen tu pareja o una buena amiga. Que te preparen, por ejemplo, esta sopa de pollo, que en Asia recetan cuando uno está débil o falto de fuerzas:

Ingredientes para 2 litros de sopa: 1 pollo para caldo (aproximadamente de 1,5 kilos), 1 ½ cucharadita de sal, 5 granos de pimienta, 6 clavos de olor, 2 hojas de laurel, 6 granos de pimienta de Jamaica, 150 gramos de apio, 1 puerro, 1 zanahoria, 1 cebolla, 1 manojo de perejil.

Preparación: lavar bien el pollo y cocinarlo en 2,5 litros de agua fría. Añadir la sal, los granos de pimienta, los clavos, los granos de pimienta de Jamaica y las hojas de laurel.

Cocer a fuego lento durante más o menos una hora y media. Retirar la espuma. A continuación añadir al caldo las verduras lavadas y partidas en trozos grandes, y cocinar otra hora más.

En caso de que se evapore demasiada agua, echar un poco más. Finalizado el tiempo de cocción, sacar el pollo del caldo. Dejar enfriar un poco, despellejar, separar la carne de los huesos y trocear. Colar el caldo y volver a añadir la carne.

Echar perejil en la sopa. Puedes agregar los trozos de verdura y la pasta que desees.

# LO QUE TU BEBÉ Y TÚ HABÉIS HECHO JUNTOS:

A estas alturas tu bebé duerme mejor. Ha desarrollado un ritmo de sueño y vigilia. Ahora el pequeño también intenta relacionarse contigo (mediante determinados movimientos y mediante sonidos que emite) con un objetivo concreto.

El tratamiento de la «familia posterior de meridianos» ha ayudado a tu hijo a sentirse más seguro y protegido, y su mirada hacia lo nuevo se ha agudizado. En este tiempo el bebé ha conseguido pasar de estar tumbado boca abajo a estar a cuatro patas. Como el ángulo de visión es completamente distinto desde esta posición, el niño ve más cosas para investigar y por tanto también quiere descubrir más, y además el pequeño sabe que puede hacer excursiones por la casa y volver con los padres si se siente solo o el valor le abandona. Ya no falta mucho para que el niño se aguante de pie.

¿Y tú? Entretanto tú has aprendido a tratar a tu pequeñajo con mucha pericia y en la mayoría de las situaciones sabes perfectamente cómo puedes hacerle feliz.

# Galería de ejercicios

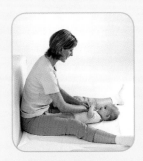

**1. ¡Hola, tesoro!**
(pág. 66)

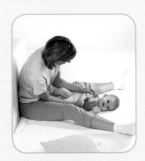

**2. Volteo boca abajo**
(pág. 66)

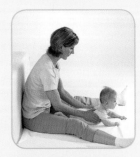

**3. Alargar y estirar**
(pág. 67)

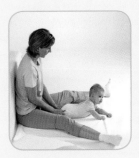

**4. Percibir las piernas**
(pág. 68)

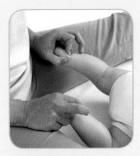

**5. Aguantar la cabecita**
(pág. 68)

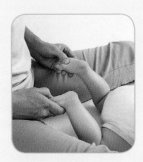

**6. Transmitir tranquilidad**
(pág. 68)

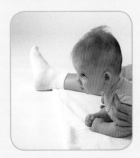

**7. Desplazar el peso**
(pág. 69)

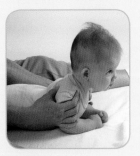

**8. Enderezar los hombros**
(pág. 69)

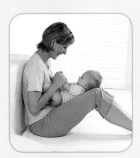

**9. Hacer contrapeso**
(pág. 70)

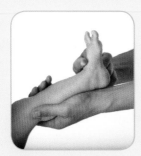

**10. Mimar los pies**
(pág. 71)

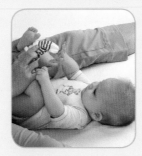

**11. Descubrir los piececitos**
(pág. 72)

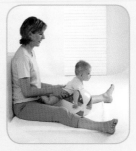

**12. Tonificar la espalda**
(pág. 72)

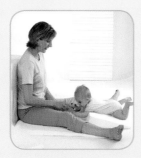

**13. Practicar boca abajo**
(pág. 73)

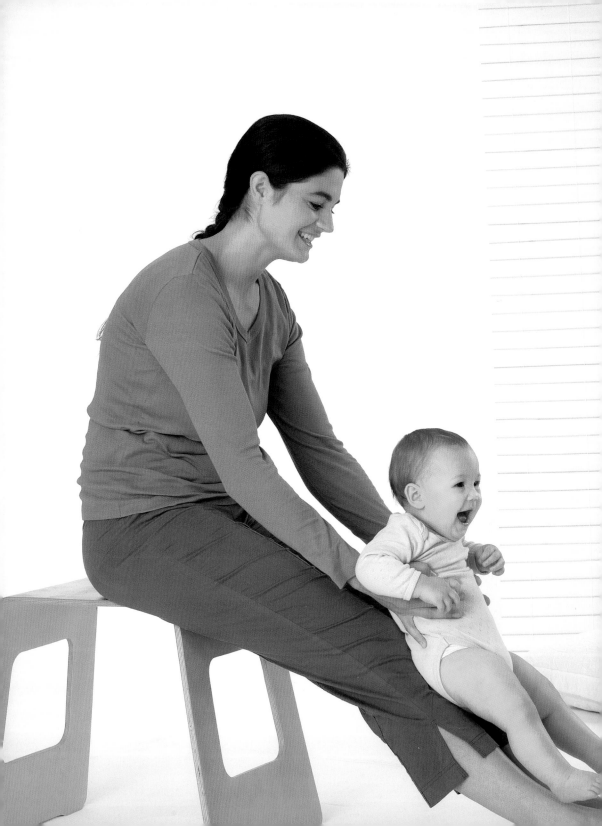

TERCER TRIMESTRE:

# Descubrir el entorno

(de siete
a nueve
meses)

# Desarrollo evolutivo del bebé en este periodo

En el tercer trimestre, es decir, entre los siete y los nueve meses, el niño empieza poco a poco a despegarse lentamente de ti. Acepta a más personas de referencia y deja de tener fijación exclusiva con la madre y el padre. También aumenta su radio de movimiento. Sin embargo, el pequeño busca siempre el contacto con los padres para cerciorarse de que están cerca y de que todo va bien. El contacto visual, una caricia o un beso casi siempre bastan al niño como confirmación para lanzarse a la siguiente excursión.

A los siete meses tu hijo se convertirá en un pequeño acróbata. Muchos bebés, por ejemplo, pueden introducirse los dedos de los pies en la boca tumbados boca arriba. ¿Qué adulto puede hacerlo? Ahora el niño se tumba a veces también de lado sin ningún problema y juega en esta posición. De este modo entrena muchos músculos. Enseguida domina cómodamente el giro, con lo que seguramente podrá aguantar la cabeza.

Asimismo la posición boca abajo del niño se perfecciona. El bebé estira cada vez más los brazos y de esta forma también sube cada vez más el tronco y la cabeza.

Éste es un paso importante para el enderezamiento. Pronto lleva las piernas debajo de la barriga y se pone a cuatro patas. Empieza el «balanceo»: se balancea hacia delante y hacia atrás o también a los lados, lo que educa la sensación de equilibrio.

En algún momento dado, el niño desarrolla tanta fuerza en los brazos que poco a poco es capaz de empujar hacia atrás. A muchos pequeños todavía no les resulta tan sencillo el mero movimiento hacia delante. Ahora algunos niños ocasionalmente se frustran: el juguete está a un par de centímetros del bebé, que quiere agarrarlo, pero no logra acercarse a él. El movimiento hacia delante sencillamente se resiste.

Para que el gateo funcione pronto sin esfuerzos, los ejercicios y trucos ofrecidos en este capítulo son idóneos. En el séptimo u octavo mes los pequeños normalmente empiezan a arrastrarse y gatear. Ya nada está a salvo del niño. Su radio aumenta día a día. Constantemente acomete intentos de alcanzar algo: macetas, libros del estante... También la colección de CD suscita especial interés en la mayoría de los bebés.

El niño muestra gran interés por los pequeños detalles, señala con el dedo índice diminutas pelusas o migajas del suelo y quiere cogerlas. Por eso esta época se llama también «fase de las migajas». En el séptimo u octavo mes pasa lentamente del agarre con toda la mano al «agarre de pinza». Eso significa que el niño ya agarra con el pulgar y el índice de forma más precisa.

A partir del octavo mes la evolución en niños de la misma edad es cada vez más diversa. Cada bebé tiene sus preferencias concretas. Un niño muestra mayor interés por el gateo y el movimiento, y pronto se pone de pie apoyado en una mesa. El otro prefiere estar sentado y entretenerse con un juguete, y a lo mejor dominará antes determinadas habilidades de motricidad fina. Algunos niños ya andan a los diez meses, otros no aprenden hasta los quince o incluso más, lo cual en la mayoría de los casos no ha de ser motivo de preocupación.

Al noveno mes los niños se tumban boca arriba casi exclusivamente para dormir. Cuando están despiertos quieren gatear. Tumbados de costado también se giran ya para sentarse, y de la posición sentada empiezan poco a poco a ponerse de pie.

Además, el desarrollo lingüístico de tu bebé está ya en plena actividad, aunque aún no se le entienda demasiado. Entre los siete y los diez meses de edad el niño ya intenta afanosamente absorber e imitar los sonidos del entorno. Un niño de esta edad ya dice sílabas. Las repite continuamente, formando así cadenas de sílabas. El pequeño dice «mamamama» o «papapapapapa», pero el léxico es aún muy reducido.

Sin embargo, la comprensión lingüística en parte ya existe: el niño puede entender una pregunta sobre un objeto cotidiano y frases sencillas. Algunos pequeños saben también ya cómo se llaman y contestan con un «¡sí!» o un «¡no!»

## Sesión para los más pequeños

En este tiempo tu bebé se ha vuelto muy activo, ¿no? Por eso lo mejor es que ahora practiques con él el shiatsu en el suelo. Eso quiere decir que te sientes delante de tu bebé con las piernas abiertas y apoyada en un cojín. Es importante realizar estos ejercicios con mucha calma para que el niño pueda seguir los movimientos conscientemente.

**Para la sesión necesitas:**
- Una toalla de baño grande y gruesa.
- Una pelota de piscina.
- Un juguete.
- Un aro estrecho de plástico.
- Una silla o un taburete.

### 1. ¡Enséñame el costado!

Gira a tu bebé de costado. Una mano se apoya en el pecho y la barriga del bebé, con lo que el brazo y la pierna de arriba quedan por encima de tu brazo. Con la otra mano ve masajeando poco a poco y presionando suavemente desde la axila hasta la pelvis a lo largo de todo el lateral del tronco. Al llegar a la pelvis sigue por el lado exterior de la pierna situada encima; desde la cadera hasta el pie.

Después repite el movimiento en el brazo que está arriba. Masajea todo el lado exterior presionando suavemente, desde el hombro hasta la mano.

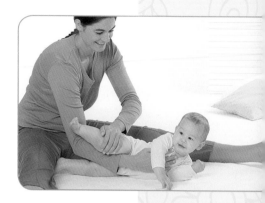

❯ Este giro ayuda al bebé a volverse más ágil. Así pronto le resultará más fácil explorar su entorno y conquistar el mundo.

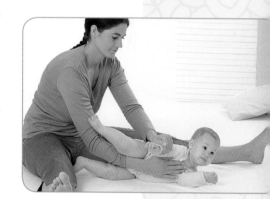

### 2. Dame el brazo y la pierna

A continuación gira un poco al bebé hacia atrás, hasta que su espalda se apoye en tu pierna. Ahora sigue tratándolo con tu otra mano. La mano que has usado hasta ahora descansa sobre el hombro del bebé y la que está libre recorre poco a poco la pierna de debajo, desde la cadera en dirección al pie, presionando ligeramente.

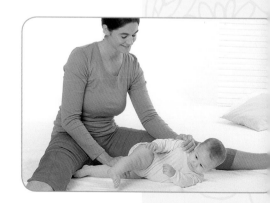

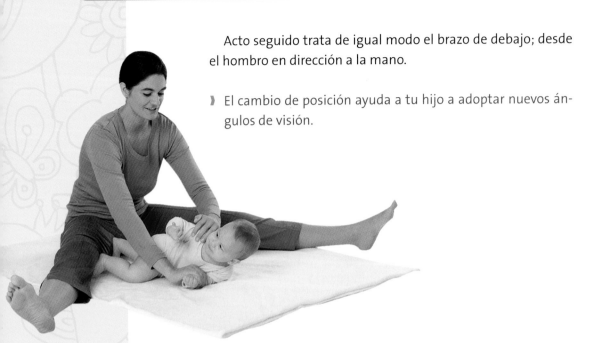

Acto seguido trata de igual modo el brazo de debajo; desde el hombro en dirección a la mano.

❱ El cambio de posición ayuda a tu hijo a adoptar nuevos ángulos de visión.

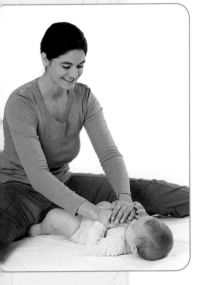

### 3. Bebé en equilibrio

Ahora vuelve a girar al bebé despacio boca arriba. Deja que tus manos descansen sobre el esternón del niño. Mantén la posición hasta que tu pequeño haya recuperado la sensación de centro. Luego gíralo sobre el otro lado y repite los ejercicios 1 y 2.

❱ La presión suave tiene un efecto tranquilizador en los niños. El bebé se siente seguro y le es más fácil encontrar su equilibrio.

## 4. Volteo boca abajo

Para girar boca abajo al niño que está boca arriba rodea con la mano derecha el muslo izquierdo del bebé. Esta pierna se estirará. Dobla la otra con tu mano izquierda en dirección a la barriga del bebé. Ahora el niño puede ser girado de costado, sobre la pierna estirada. La cabeza del niño y el brazo que queda arriba se mueven a la vez que el cuerpo. El brazo de debajo debería formar un ángulo de noventa grados con el cuerpo. Es importante realizar el ejercicio muy despacio para que el niño pueda seguir el movimiento.

❱ Con este ejercicio los músculos de los bebés se tonifican. El niño se hace una idea de cómo funciona el volteo.

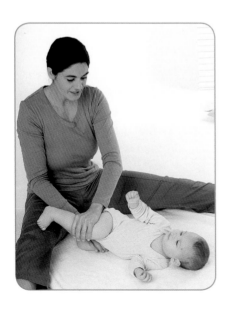
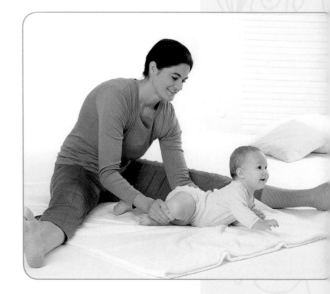

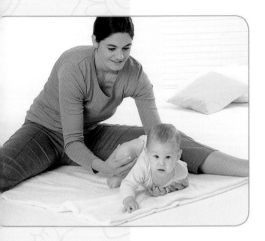

### 5. Volteo boca arriba

Con tu mano izquierda sujeta la parte superior del brazo izquierdo del bebé, tu mano derecha dobla la rodilla derecha en dirección a su barriga. Ahora, muy lentamente, vuelve a girar al pequeño de lado sobre la pierna estirada. Retira entonces la mano del brazo del bebé y gira al niño boca arriba.

❱ Este tratamiento también tonifica los músculos del niño. Además, aumenta la destreza del bebé.

### 6. Columpiarse sobre la pelota

Tumba al bebé boca abajo encima de una pelota de piscina de aproximadamente un diámetro de treinta centímetros. Sujeta bien a tu hijo y mueve con cuidado la pelota de izquierda a derecha. Al pequeño le gustará columpiarse de un lado al otro.

❱ Con este juego el niño aprende a hacer contrapeso. Levanta la cabecita, lo que requiere mucha fuerza, y tonifica la musculatura del cuello.

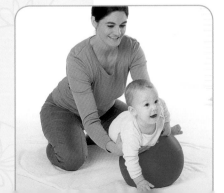

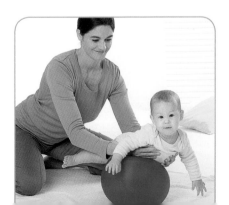

### 7. ¡Hola, mundo!

Tumba a tu bebé transversalmente sobre tus muslos. Que mire primero hacia el suelo. Ahora rodea su cadera izquierda y su hombro izquierdo, con lo que este lado del niño se encogerá. Gira al pequeño, que su espalda esté contra tu barriga. El niño levantará automáticamente la cabecita y mirará hacia la habitación con curiosidad. Vuelve a girar al bebé boca abajo, cambia de lado, pero hazlo de modo que siga mirando hacia el cuarto. Repetir el ejercicio.

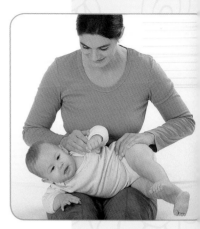

❱ Aquí el bebé también entrena sus músculos. Este ejercicio fomenta la capacidad de levantar la cabeza, tan importante para el volteo.

### 8. ¡Cucú, mamá!

Vuelve a girar al niño boca abajo. Ahora rodea su cadera derecha y su hombro derecho, y gira al bebé de modo que te mire. Se volverá loco de alegría si lo saludas con un «¡cucú!» y ve a su mamá. Girar otra vez al bebé boca abajo, dejando que mire hacia el otro lado, y repetir el ejercicio.

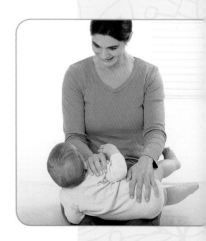

❱ Este ejercicio vuelve al bebé más flexible y entrena el volteo. Con este juego se entrena además el sentido del equilibrio, requisito para ponerse luego de pie.

### 9. ¡Dame eso!

El bebé está de nuevo tumbado boca abajo encima de tus muslos. Gíralo de modo que pueda verte. Ahora con una mano sujétale bien la cadera; en la otra, tienes un juguete que sostienes en alto. El pequeño intentará agarrarlo. Repetir el ejercicio por el otro lado para que el niño practique también el agarre con la otra mano, pero que mire igualmente en dirección a la madre.

❱ Con este juego tonificas la musculatura de la nuca y los brazos del bebé, así como su destreza.

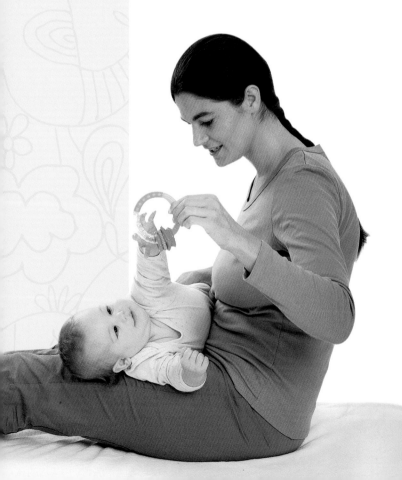

## 10. Piernas tobogán

Estás sentada en una silla o dado. El bebé está con la espalda contra tus piernas estiradas. Deja que el pequeño se deslice poco a poco por tus piernas, hasta que sus pies toquen el suelo.

❱ Las piernas tobogán ayudan al enderezamiento del niño. Además, el ejercicio le produce un agradable cosquilleo en la barriga. Así el bebé conoce la diferencia que hay entre tensión y relajación.

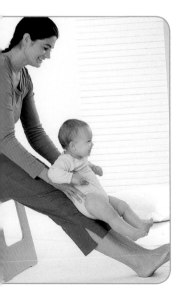
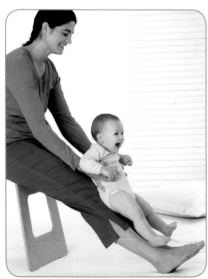
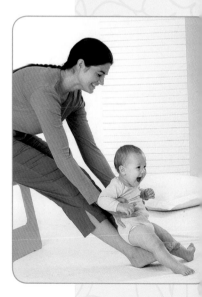

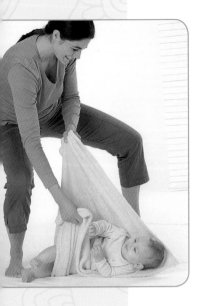

### 11. Toalla balancín

Extiende una toalla grande de baño en el suelo y acuesta encima al bebé. Levanta primero con cuidado un lado de modo que el cuerpo del niño se levante un poco. Después será el turno del otro lado.

❱ Este juego con la toalla le da una idea al bebé de cómo es el volteo.

### 12. Juego del jinete loco

Estás sentada en el suelo con las piernas dobladas. El bebé está sentado en tus rodillas de cara a ti. Sujétalo bien por la cintura con ambas manos. Ahora levanta alternativamente las rodillas. Al hacerlo el bebé se balancea de un lado al otro mientras recitas la siguiente rima:

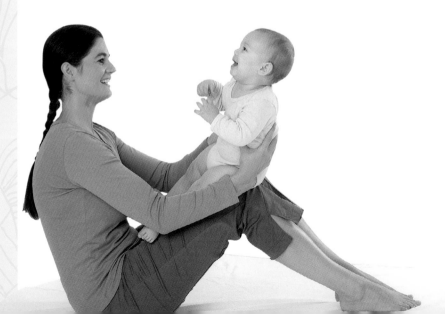

*Así es como cabalgan las damas.*  (Despacio, subir y bajar alternativamente las rodillas tres veces.)

*Así es como cabalgan los señores.*  (Un poco más deprisa, subir y bajar
   tres veces las dos rodillas juntas.)

*Así es como cabalgan los granjeros.*  (Muy deprisa, subir y bajar
   alternativamente las rodillas tres veces, para crear una especie de brinco
   continuo.)

A continuación hacer una pausa repentina. Tu bebé estará im-
paciente de que el juego siga. En las repeticiones variar la velocidad.

❱ En este juego el bebé tiene que contraer los músculos y
   mantener el equilibrio: entrena el sentido del equilibrio.

## 13. Recorrido por la casa

Coge al bebé en brazos. La espalda del pequeño está contra tu
barriga. Pasa un brazo por debajo de su cabeza y el otro entre
sus piernas. Que tus manos se toquen a la altura de la barriga
del bebé. El niño explora el entorno. Enséñale así la casa. Al
cabo de un rato gira al bebé en la otra dirección; que su espalda
siga contra tu barriga.

❱ El bebé obtiene un nuevo ángulo de visión y automáticamente levanta la cabecita, lo que tonifica la musculatura de
   la nuca.

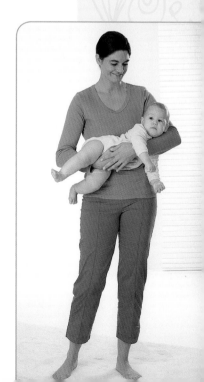

## LO QUE PUEDE HACER EL BEBÉ
de nueve o diez meses:

✔ Se sienta solo y puede permanecer perfectamente sentado.
✔ El pequeño se voltea boca abajo estando boca arriba y viceversa.
✔ El niño explora con afán los juguetes, los palpa y se los introduce en la boca.

Si tu bebé tiene aún dificultades para hacer esto, lo mejor es que le pidas consejo a tu pediatra. Sin duda, la fisioterapia puede serle útil a tu hijo, pero también los siguientes ejercicios le ayudarán a explorar su propio cuerpo y desarrollar las correspondientes habilidades.

# Ejercicios para peques rezagados

### En equilibrio

Tu hijo está tumbado boca arriba. Coloca tus índices por debajo de las palmas de las manos del bebé. Los dedos corazón,
anular y meñique le rodean las manos. Tus pulgares están en
las corvas del niño. Ahora las manos del bebé ejercen una suave
presión sobre sus rodillas. Permanece un momento en esta posición. Sujeta rodillas y manos juntas, e inclínate con el niño
lentamente hacia un lado. Quédate también un rato en esta
posición hasta que el bebé levante la cabeza. Ahora vuelve a
la posición inicial y repite el ejercicio tres o cuatro veces. Luego
cambia de lado.

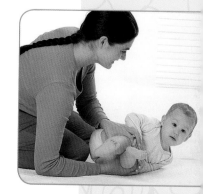

> Se tonifican los músculos de nuca, espalda, barriga y pier-
> nas. Además, el ejercicio le da al bebé una idea de cómo
> puede desplazar su peso.

### Agarre

El bebé está tumbado boca arriba. Rodéale una muñeca y el
tobillo contrario. Poco a poco junta mano y pie en el centro de
su cuerpo. Ahora repite el ejercicio con el otro pie y la otra
mano. Si funciona bien, puedes ponerle al bebé un aro estre-

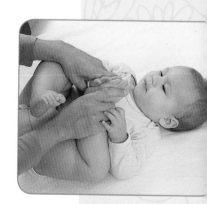

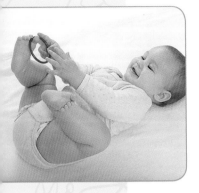

cho de plástico entre dos dedos de los pies. Enseguida intentará agarrarlo.

❯ El bebé se toca los pies con las manos y así los conoce. Tocarse los pies es un requisito importante para que después se siente y se voltee.

**Cruce de extremidades**

Junta la mano derecha y el pie izquierdo del bebé, y gíralo de lado sobre la pierna izquierda. A continuación repite el mismo movimiento hacia el otro lado, es decir, sujétale la mano izquierda y el pie derecho, y gira al niño hacia el lado derecho.

❯ Con este ejercicio el bebé aprende más fácilmente a girarse.

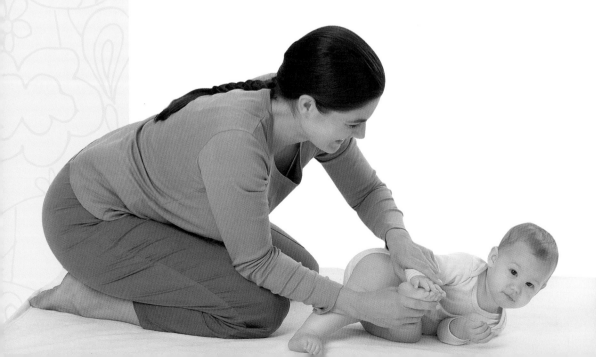

**Bebé croqueta**

Siéntate en una silla con las piernas totalmente estiradas. Tumba al bebé transversalmente sobre tus
muslos y ruédalo despacio por tus piernas. Con una
mano agárrale por el hombro, con la otra por la cadera o el tronco. Si esta posición te resulta incómoda,
también puedes crear un plano inclinado con una al-
mohada travesaño o un cojín y una colchoneta de
tumbona.

❱ En este juego el bebé contrae sus músculos. Además, entrena su coordinación.

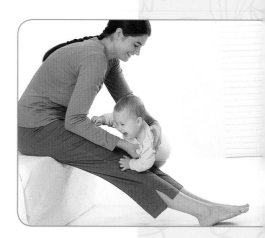

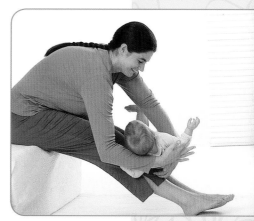

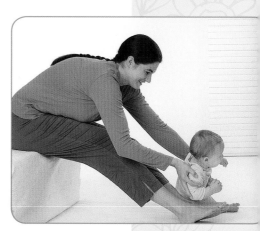

## Minitaller: ¿hasta qué punto eres flexible?

Lo que los padres jóvenes necesitan imperiosamente en el día a día es flexibilidad. Y la necesitan a dos niveles: corporal y espiritual. La limitación de la movilidad corporal significa también que la espontaneidad y flexibilidad generales se resienten.

A menudo, la madre y el padre tienen un lado fuerte y otro débil por cargar al niño sobre un solo lateral. Comprueba si ése es también tu caso: ponte de pie con el cuerpo relajado. Levanta lateralmente los brazos estirados de tal forma que dibujen una línea con el hombro. Ahora gira el tronco hacia un lado con los brazos estirados mientras los pies permanecen pegados al suelo. ¿Es un movimiento que te resulta fácil? Ahora gira el tronco hacia el otro lado. ¿Te sale igual de bien?

De no ser así, tienes un lado que usas más. La sesión para mamá y papá que ofrecemos a continuación te ayudará también a tonificar el lado que está un poco desatendido y, con ello, a estar en forma física y ser más flexible. También incrementa la flexibilidad en la vida cotidiana: porque ¿qué haces cuando quieres salir con una amiga, pero el bebé está enfermo? Ahí interviene la flexibilidad espiritual. ¿Puede ocuparse tu pareja, quizá? ¿O quieres invitar a tu amiga a casa? Si eso no te convence, entonces tienes que cancelar el plan con tu amiga, pero fijando enseguida una nueva fecha.

# Sesión para mamá y papá

## En diagonal

Ahora ya no es tan fácil hacer gimnasia mientras el niño duerme o se divierte a tu lado tumbado en la alfombra de juegos, porque el bebé quiere gatear, jugar, descubrir cosas, y no puedes perderlo de vista ni un segundo. Si no tienes forma de hacer deporte sin el niño, los siguientes ejercicios para estirar y relajar son justamente lo que necesitas. Tu hijo entrenará así su sentido del equilibrio y, además, los ejercicios con mamá o papá le llenarán de alegría. Para hacerlo sólo necesitas un espejo, mejor uno de cuerpo entero.

### Balanceo madre-hijo

Ponte tranquilamente de pie, con las piernas un poco separadas. El bebé está sentado en tus manos con la espalda contra ti. Lleva la pierna derecha un poco hacia la derecha. Con los brazos, en los que está sentado el bebé, balancéate hacia la izquierda. Ahora repite el ejercicio hacia el otro lado y luego hazlo un par de veces más por cada lado. Al bebé le encanta la acción y para ti es un ejercicio de estiramiento fantástico.

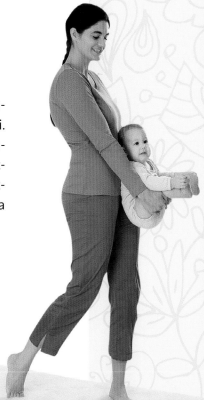

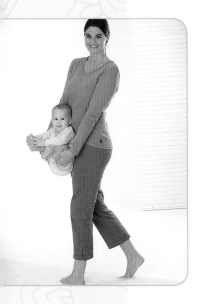

### A divertirse en el espejo

Colócate de espaldas al espejo. El bebé sigue sentado en tus manos. Ahora gira la cadera hacia la izquierda de tal forma que el bebé mire al espejo. Aguanta la posición unos instantes. Ahora gira hacia el otro lado y luego hazlo un par de veces más por cada lado.

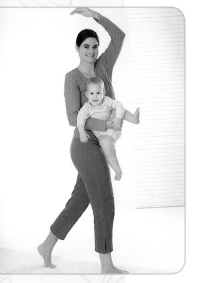

### En diagonal

Tú estás de pie. La espalda del bebé está apoyada en tu barriga. Con tu mano derecha rodea la cadera izquierda del bebé. Ahora gírate a la derecha en diagonal, anclando la punta del pie izquierdo y llevando el brazo izquierdo hacia la derecha. Repetir por el otro lado. Es un ejercicio que estira los músculos.

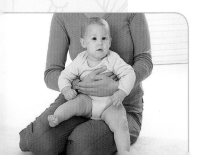

### Sobre las nalgas

Arrodíllate y siéntate sobre los talones. El bebé está sentado en tu regazo. Ahora deslízate sobre la nalga derecha e izquierda alternativamente. El niño se mueve contigo. Permanece poco tiempo en cada posición. Esto entrena la movilidad lateral, tonifica la musculatura de la columna vertebral y mejora el paso.

# Reponiendo energías

### Baño relajante de pies

Cuando, por fin, llega un momento de tranquilidad casi siempre empezamos a dar vueltas a las cosas. Reflexionamos sobre todo lo que tenemos aún pendiente. El siguiente baño de pies puede ayudarte a desconectar: echar en una bañera de agua caliente un par de gotas de vinagre, el zumo de medio limón y una cucharada de hojas secas de lavanda, remover y sumergir los pies. ¡Desconectar y pensar en algo bonito!

### Poción para dormir

Lo mejor es que bebas esta leche una hora antes de irte a la cama, así dormirás bien.

Ingredientes: ¼ de litro de leche, una pizca de nuez moscada rallada, 1 cucharada de postre de puré de almendras, un poco de azúcar moreno.

Preparación: remover el puré de almendras, el azúcar y la nuez moscada con la leche caliente (sin hervir).

**A brincar**

Siéntate en una pelota grande de gimnasia. Salta sobre ella un par de minutos mientras intentas pensar en algo bonito (en las vacaciones pasadas, por ejemplo). También puedes hacer este ejercicio con tu hijo, si en este momento necesita tu atención. Para ello la espalda del bebé debería estar bien apoyada en tu barriga. Naturalmente, tendrás que saltar despacio y con mucho cuidado. El ejercicio te aliviará la espalda, cargada de tanto llevar y traer al niño, y te despejará la cabeza.

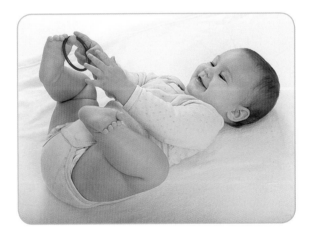

# LO QUE TU BEBÉ Y TÚ HABÉIS HECHO JUNTOS:

El niño ya rueda, se arrastra y gatea por la casa. Para eso están precisamente los «meridianos laterales», a los que en el tercer trimestre se ha dedicado especial atención: para conquistar el espacio y poner a prueba la propia voluntad.

A veces haces concesiones con tu hijo, pero le marcas también los límites. En esta fase se establecen los cimientos para que también más adelante, a lo largo de su vida, exprese y reclame necesidades y deseos.

¿Y tú? Tú estás con los nervios de punta, porque tu bebé no te da respiro. Estás todo el rato corriendo tras él porque ha descubierto algo interesante. ¿Cuántas veces has cogido ya hoy del suelo el chupete, la cuchara o el mordedor? Al pequeño le fascina tirar todo eso desde la trona. Los meridianos laterales proporcionan a los padres la capacidad de ayudar a su hijo con calma, flexibilidad e ideas.

# Galería de ejercicios

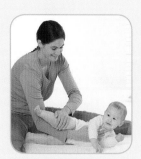

**1. ¡Enséñame el costado!**
(pág. 95)

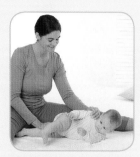

**2. Dame el brazo y la pierna**
(pág. 95)

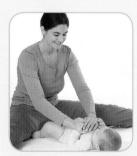

**3. Bebé en equilibrio**
(pág. 96)

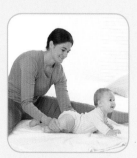

**4. Volteo boca abajo**
(pág. 97)

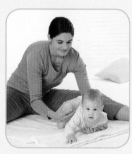

**5. Volteo boca arriba**
(pág. 98)

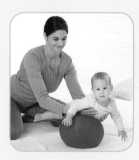

**6. Columpiarse sobre la pelota**
(pág. 98)

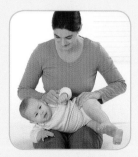

**7. ¡Hola, mundo!**
(pág. 99)

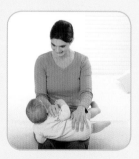

**8. ¡Cucú, mamá!**
(pág. 99)

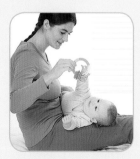

**9. ¡Dame eso!**
(pág. 100)

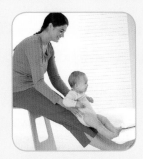

**10. Piernas tobogán**
(pág. 101)

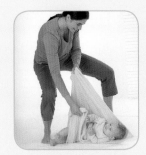

**11. Toalla balancín**
(pág. 102)

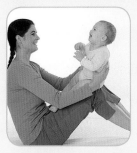

**12. Juego del jinete loco**
(pág. 102)

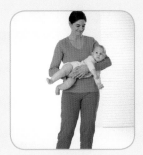

**13. Recorrido por la casa**
(pág. 103)

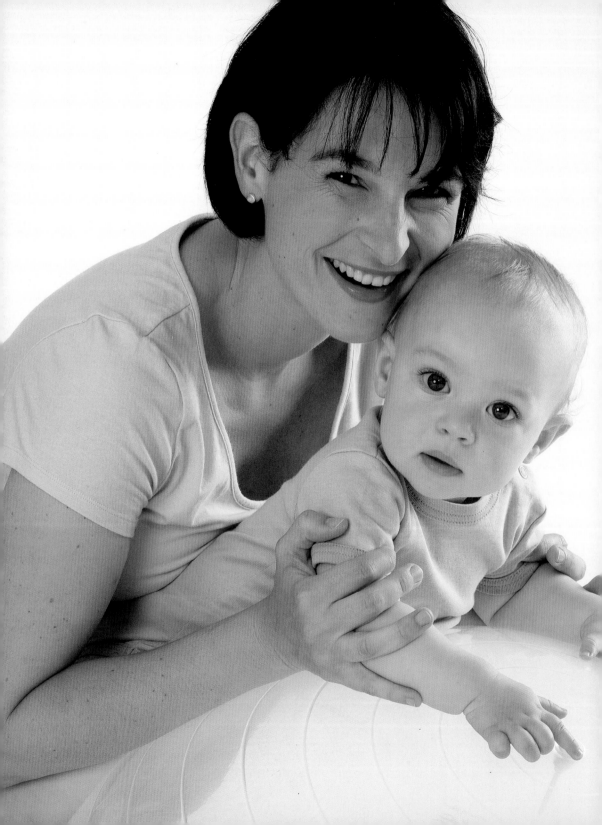

# CUARTO TRIMESTRE:
# A la conquista del mundo

(de diez a doce meses)

## Desarrollo evolutivo del bebé en este periodo

Cuando el niño pueda estar sentado solo, ya no faltará mucho para que se ponga también de pie. A través del gateo o el arrastre cada día desarrolla un poco más de fuerza y eso se traduce en un mejor sentido del equilibrio. No tardará en llegar el día en que el bebé se levante apoyado en una silla o una mesa.

A los doce meses de edad a muchos niños les encanta agarrarse al borde de la mesa y rodearla de puntillas dando pasitos laterales hasta volver al punto inicial.

El niño también camina más de la mano de mamá o papá. Al principio aún quiere ir cogido de ambas manos, pero pronto necesita sólo una. Y entonces, en algún momento, consigue dar sin ayuda los primeros pasos vacilantes y con las piernas muy separadas. Después la mayoría de las veces se deja caer agotado, pero henchido de orgullo, en los brazos de mamá.

Ahora el niño afronta objetivos que consigue gracias a su propio esfuerzo; ya sea gateando todavía, o a veces volteándose, arrastrándose o erguido ya sobre sus propias piernas. Por término medio los niños andan con trece meses. Algunos lo dominan antes, pero muchos también más tarde, tal vez porque se han concentrado primero en el lenguaje.

Asimismo la motricidad fina del niño se va perfeccionando cada vez más. El «agarre de pinza», es decir, el agarre con el pulgar e índice, ahora le sale de maravilla. En este momento el niño puede sujetar simultáneamente una cosa con cada mano, también introducirse el pan en la boca y comérselo o coger un plátano... Todo eso lo hace ya sin problemas.

El lenguaje supone ahora un salto igual de gigantesco. El niño ya puede entender los nombres de objetos y personas. Primero reacciona girando la cabeza ante preguntas como:

«¿Dónde está la pelota?» Algo más adelante comprende ya instrucciones sencillas como: «¡Dame el muñeco!»

Las cadenas de sílabas son cada vez más largas y el niño sabe también qué designa aquello que dice. Cuando dice «mamá», por regla general se refiere a la madre. Cuando dice «guau-guau», se refiere al perro.

## Sesión para los más pequeños

Gatear, andar, girarse a la velocidad del rayo..., tu hijo es ahora bastante ágil. Ha culminado ya los importantes pasos del desarrollo evolutivo del primer año de vida. Para que el bebé siga desarrollándose bien, debería ofrecérsele la posibilidad de moverse mucho. Por eso para el cuarto trimestre hemos preparado varios ejercicios que aporten movimiento a tu pequeño.

Sin embargo, al iniciar las prácticas de shiatsu recuperaremos de los primeros trimestres unos ejercicios de eficacia probada, que beneficiarán al niño, le tranquilizarán y fortalecerán también en este emocionante periodo de su vida. Las habilidades que los niños han ido adquiriendo hasta el cuarto trimestre serán ahora utilizadas y ampliadas con los juegos que ofrecemos aquí. Vuelven a tratarse los temas evolutivos de los tres primeros trimestres, por eso en este capítulo no hay apartados como «Lo que puede hacer el bebé» y «Ejercicios para peques rezagados».

**Para la sesión necesitas:**
- Una pelota de gimnasia.
- Una manta.
- Un cojín.
- Una colchoneta para yoga o de tumbona.
- Una pelota de trapo.
- Manteles o sábanas.
- Dos mesitas de alturas distintas.
- Una cuerda.
- Pañuelos de tela.
- Un colchón de diez centímetros de alto o un cartón liso.
- Un juguete.
- Un espejo pequeño.

### 1. Para sentirse bien

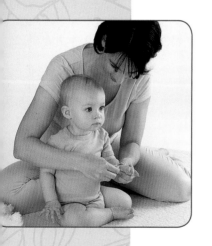

Da igual si el pequeño está echado en el cambiador o dónde esté sentado, el masaje de manos siempre va bien. Rodea una mano de tu bebé. Con el pulgar y los dedos de tu otra mano agárrale la articulación de la base del pulgar por encima y por debajo. Empieza desde aquí y ve avanzando hasta la yema del dedo con una presión suave.

Ahora pellizca breve y suave, pero firmemente, la «membrana» que hay entre los dedos pulgar e índice. Dedícale la misma atención a los demás dedos de la mano. Luego le toca el turno a la otra.

❱ El shiatsu en las manos fomenta el desarrollo corporal y espiritual del niño. Según las enseñanzas japonesas, ayuda en las molestias de la dentición y alivia las inflamaciones de garganta.

## 2. Pura relajación

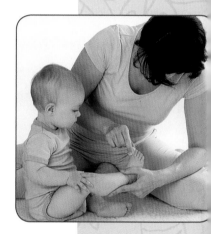

También puedes hacer un masaje de pies en cualquier momento. Rodea el tobillo con una mano, con la otra ejerce con los dedos pulgar e índice una ligera presión en el dedo gordo, por encima y por debajo. Empieza en la base de la articulación y recorre el dedo en dirección a la yema. Ahora estira el dedo con mucha suavidad y a continuación presiona por igual arriba y abajo la «membrana» que hay entre los dedos. Luego pasa al segundo dedo y sigue trabajando así hasta el meñique. Repetir el procedimiento con el otro pie.

❱ Los pies se preparan para caminar y se favorece su madurez. Además, con este ejercicio el niño puede relajarse debidamente.

## 3. Tonificar la espalda

Tumba al niño boca abajo sobre una pelota de gimnasia. Otra opción también es que esté de pie agarrado, por ejemplo, a una mesa. Rodéale lateralmente con ambas manos el tronco, los

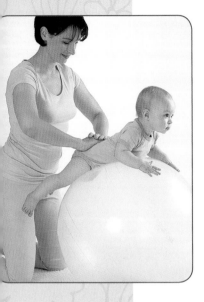

pulgares permanecen en la espalda. Ve descendiendo en esta posición hasta la pelvis, mientras con los pulgares ejerces una suave presión a ambos lados de la columna vertebral. Al llegar al sacro coloca una mano encima de la otra y tira suavemente en dirección a los pies del bebé.

❯ Mejora la capacidad de enderezamiento del niño, lo cual es importante para una buena postura y una espalda sana.

**4. Mimar las piernecitas**

El bebé sigue tumbado sobre la pelota de gimnasia. Ahora con cada mano rodea la parte posterior de los muslos de tu hijo, y con un poco de presión ve avanzando hacia abajo, hasta los pies.

❯ El bebé se relaja mejor. Además, mejora su percepción de piernas y pies.

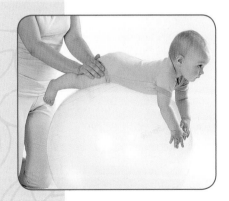

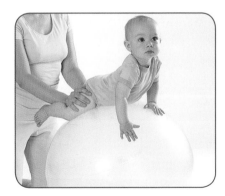

### 5. Enderezar el tronco

Con las manos sujétale la cara externa de ambos brazos, que los pulgares descansen en el centro de los omoplatos. Observa a tu bebé. ¿Endereza los omoplatos? Cuando lo haya hecho, avanza con tus manos hasta sus muñecas.

❭ El bebé contrae activamente la musculatura de su tronco y yergue los hombros. Ésta es la base para que pueda ir erguido toda la vida.

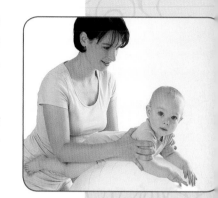

### 6. Arrastre asistido

El bebé quiere ir a rastras hasta el juguete, pero en lugar de ir hacia delante, resbala hacia atrás y cada vez se aleja más del objeto deseado. Aquí vendrá bien que con las manos opongas resistencia contra las plantas de los pies del pequeño, así podrá impulsarse apoyándose en tus manos.

❭ Este ejercicio proporciona al niño un importante empujón: descubre el gateo hacia delante.

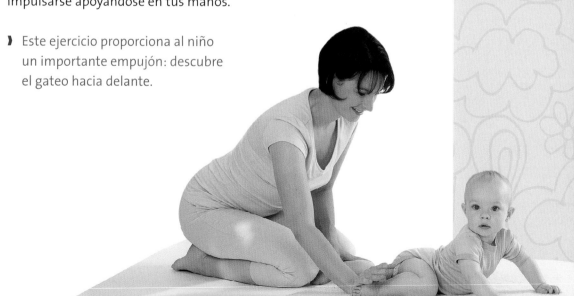

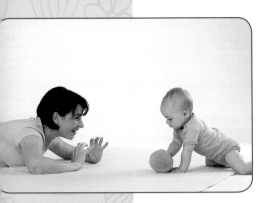

### 7. Jugar a la pelota

El bebé y tú estáis tumbados boca abajo uno enfrente del otro. Ahora pásale rodando al pequeño una pelota de trapo. Intentará agarrarla.

❱ El bebé practica la coordinación ojo-mano y se vuelve más hábil con la pelota.

### 8. Circuito montaña-valle

Constrúyele a tu bebé un pequeño circuito de habilidades. Para ello pon un cojín en el suelo y encima una colchoneta de yoga, manta o colchoneta de tumbona. Ahora ayuda al pequeño a pasar por encima gateando. Al final del circuito le espera un juguete que le gusta, una pelota, por ejemplo.

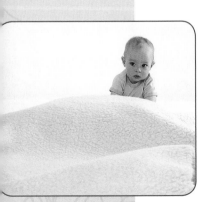
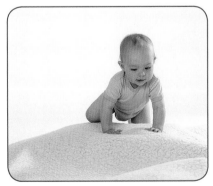
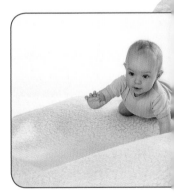

❱ Al bebé le divierte muchísimo superar el circuito. Además,
con este juego educa el ingenio.

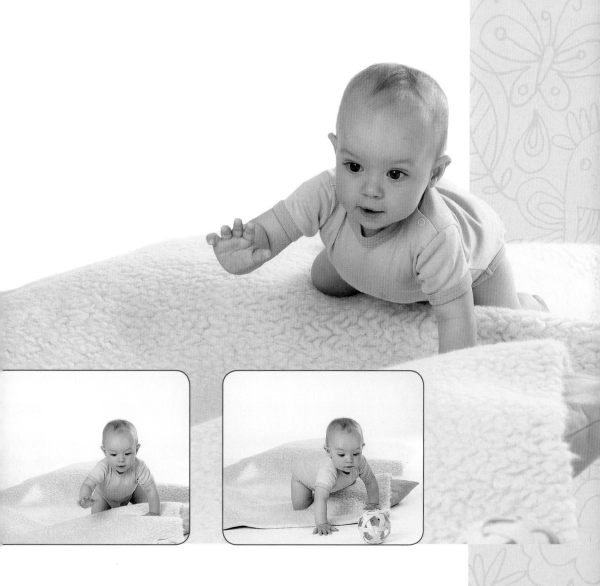

### 9. Túnel de telas

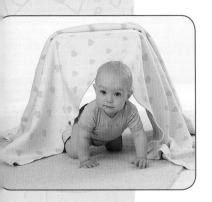

Cubre con manteles o sábanas dos mesitas de alturas distintas de tal modo que tu hijo no pueda ver a través de las telas. Es muy emocionante e intrigante atravesarlas gateando. Aún es más difícil si tiene que llevar hasta el otro lado una pelota de trapo. Eso puede practicarse primero sin las telas y luego, cuando le salga bien, se ponen.

❱ Este ejercicio fomenta la coordinación y hace que el pequeño se sienta orgulloso, lo que refuerza su seguridad en sí mismo.

### 10. Agarrar pañuelos

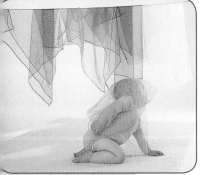

Entre dos puntos fijos tensa una cuerda sobre la que cuelgues pañuelos de tela. El niño intentará agarrarlos y tirar de ellos. La altura de la cuerda debería ajustarse totalmente al niño. A continuación puedes sujetar el pañuelo por dos puntas y dejar que caiga sobre la cabeza y la cara de tu hijo. Es un ejercicio que los niños casi siempre quieren que se les repita varias veces.

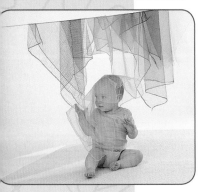

❱ El juego entrena la motricidad fina. Además, fomenta las ganas de aventura y el placer de descubrir.

## 11. La carretilla

Ahora siéntate sobre los talones, las piernas del bebé están sobre tus muslos. El niño apoya las manos en el suelo, delante de
tus rodillas. Rodéale el tronco lateralmente, dándole de este
modo estabilidad y seguridad. Añadir un juguete será un ali-
ciente para que aguante en esta posición a menudo un tanto
cansada. Cuando el niño ya esté un poco más seguro sobre sus
manos, puedes levantarle el tronco de tus muslos y dejar que
avance haciendo la carretilla.

❭ La carretilla fortalece los músculos de espalda y brazos, y
  hace que el cuerpo entero esté en tensión.

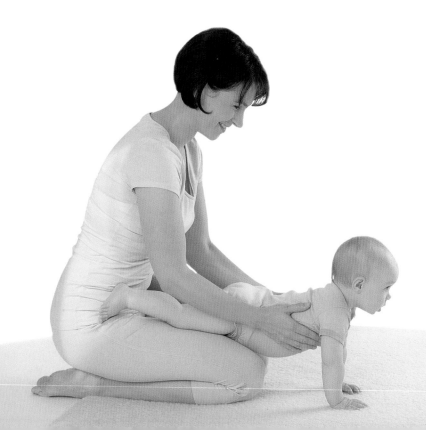

## 12. Rodar en bloque

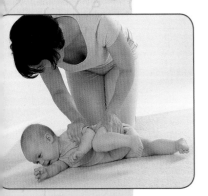

A la mayoría de los niños les encanta este juego y nunca se cansan de él. Si al pequeño no le gusta, tal vez porque se marea, para de inmediato, por favor.

Tumba al bebé boca abajo y voltéalo boca arriba, con cuidado, rodeándole cada vez la pierna y el hombro del mismo lado. A continuación vuelve a voltear al pequeño boca abajo. Cada vez que establezcas contacto visual con tu hijo, salúdalo como si te llevaras una gran sorpresa: «¡Otra vez aquí!» Haz este juego en distintas superficies, encima de un colchón inflable, por ejemplo, una cama o en la moqueta.

❱ Este ejercicio entrena la coordinación y educa el sentido del equilibrio.

## 13. Activar el gateo

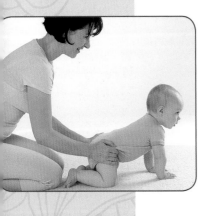

¿Tu hijo ya sabe estar a cuatro patas, pero no consigue gatear? Entonces rodéale la pelvis, a derecha e izquierda, y balancéalo suavemente hacia delante y hacia atrás. Así notará el desplazamiento de peso y le entrarán ganas de seguir retándose a sí mismo. También puedes poner un espejo en el suelo y sujetar primero a tu hijo en posición de gateo. De este modo se olvidará enseguida de lo cansada que resulta esta posición.

❱ Con este juego el bebé aprende a desplazar su peso y mantener el equilibrio.

## 14. Balanceo en la silla

Siéntate en una silla. Tu bebé está sentado en tu regazo y apoyado en ti. Sujétalo por los costados o los hombros. Ahora balanceaos juntos de un lado al otro, a ser posible con una canción o una rima de acompañamiento. De vez en cuando para unos segundos al final del balanceo. Si a tu hijo le divierte, el movimiento puede hacerse tranquilamente un poco más enérgico.

*Un barco*
*Un barco navegando está,*
*para aquí, para allá.*
*Viene una tormenta*
*y cataplaf, no está.*
*(Rima popular alemana. Adaptación del texto de Tamara Chubarovsky, DVD*
    *Rimas y juegos de dedos, Editorial Pau de Damasc, Barcelona.)*

❱ Este ejercicio principalmente divierte a tu hijo, pero también estira los músculos y entrena la sensación de equilibrio.

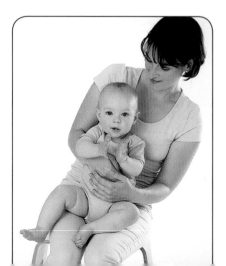
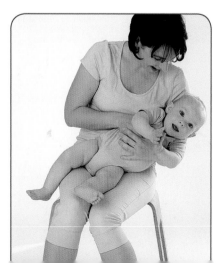

## 15. ¡Arriba!

El bebé tiene delante un colchón de aproximadamente diez centímetros de grosor o un cartón liso. Encima hay un juguete. Ahora el pequeño tiene que desplazar su peso sobre un brazo para dejar el otro libre y poder alargarlo hacia arriba y hacia delante. El niño no puede evitar subir gateando al colchón y volver a bajar. Así practica el gateo marcha atrás, que más adelante le será útil cuando acometa los primeros intentos de bajar escaleras.

❱ Encaramarse, mantener el equilibrio, agarrar cosas: este ejercicio fomenta la movilidad y la coordinación del bebé.

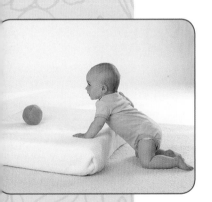
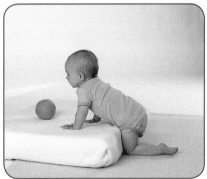
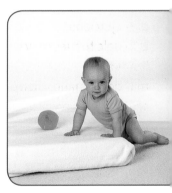

## 16. El avión

Tumba al bebé sobre una pelota de gimnasia. Sus piernas están estiradas hacia atrás. Sujétalas con fuerza y con mucho cuidado mueve al pequeño junto con la pelota un poco hacia delante y hacia atrás.

❯ Este juego obliga al bebé a hacer contrapeso. Tonifica los músculos y educa el sentido del equilibrio.

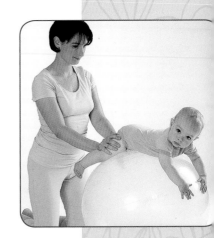

## 17. Seguro y protegido

Acuesta al bebé de lado sobre una manta y arrodíllate detrás de él. Ahora recorre varias veces su lateral de la cabeza a los pies ejerciendo una suave presión con las manos. A continuación dale toques muy suaves con los puños cerrados. Para finalizar vuelve a recorrer el cuerpo del bebé despacio con las palmas de las manos bien estiradas, para que se sienta totalmente seguro, a salvo y protegido. Después cubre al niño con la otra mitad de la manta; que sólo asome la cara.

❯ Este ejercicio afloja la musculatura, mejora la percepción corporal y da estabilidad al niño.

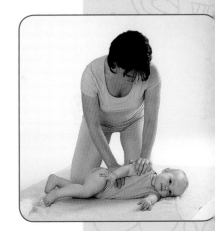

## Minitaller: viaje relámpago a Japón

Ahora desaparece, escapa a otro mundo. Túmbate tranquilamente en el sofá unos minutos. El bebé está durmiendo. Imagínate un viaje relámpago a Japón. Intenta imaginarte el paisaje y los monumentos artísticos lo mejor que puedas. En Japón te tropiezas con mucha gente. Todo el que se cruza contigo te dedica una sonrisa. Unas veces cordial, otras amplia, cada cual a su manera. Tú correspondes a cada saludo también con una sonrisa, por lo que tu cuerpo segrega oxitocina, la hormona que hace que nos sintamos bien. Después de este viaje relámpago seguramente volverás a tu cotidianidad con una sonrisa de satisfacción. ¿Y tu hijo? ¡Tu hijo te devolverá la sonrisa!

## Sesión para mamá y papá

*Sotai*

Según la forma de pensar asiática, la imagen que las personas tienen de sí mismas determina, en gran medida, qué partes de su cuerpo son las que principalmente utilizan y cuáles usan menos. Las zonas que reciben menos atención tienden a sobrecargarse y tensarse.

Esta tensión continuada envía señales de estrés al cerebro, a las que reaccionan los sistemas nervioso y hormonal, generando aún más tensión, lo que conduce a una postura básica tensa y contraída. Empieza así un círculo que empeora cada vez más la situación. Sin embargo, una postura erguida flexible y la flexibilidad son importantes requisitos para las exigencias cotidianas que impone la convivencia con niños pequeños.

El *sotai*, la gimnasia curativa desarrollada en Japón, aumenta la circulación de las distintas zonas del cuerpo y las reactiva, con lo que se rompe el ciclo de estrés descrito. Las contracciones desaparecen y la relajación se expande. En las siguientes páginas hemos agrupado seis ejercicios para ti. Es importante que en esta sesión respetes el orden propuesto.

### Peso equitativo

Sitúate frente a un espejo, los pies separados a la anchura de las caderas. Que los brazos cuelguen relajados. Ésta será también la posición inicial de los siguientes ejercicios. Coge aire y al sacarlo levanta ambos brazos lateralmente, hasta dibujar una línea horizontal. Las palmas de las manos miran hacia abajo. Mantén la posición mientras sigues respirando pausadamente. Controla a través del espejo que los brazos dibujen una línea recta paralela al suelo. Si un brazo está más alto, corrígelo desplazando un poco las caderas lateralmente hacia la derecha o la izquierda hasta que los brazos estén perfectamente equilibrados. Repetir el ejercicio de tres a cinco veces. El objetivo es repartir el peso de manera equitativa sobre los dos pies. Cargar continuamente un lado del cuerpo más que el otro sobrecarga las articulaciones y puede derivar en una mala postura.

### Compensar

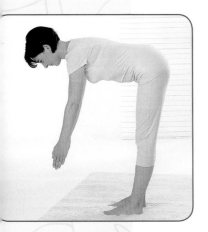

Volver a la posición inicial. Inspirar. En la siguiente exhalación inclínate lentamente hacia delante al tiempo que llevas el trasero hacia atrás, y dejas que la cabeza y los brazos cuelguen sin tensión. Inclínate todo lo que puedas, pero sin forzar. Mantén la tensión hasta que hayas sacado el aire, entonces inspira mientras levantas la cabeza y al exhalar vuelve a incorporarte. Lleva las caderas al centro y mantén la tensión hasta que hayas sacado el aire. Luego afloja de nuevo.

Para la segunda parte de este ejercicio, en la siguiente exhalación ponte las manos en las caderas y lleva la pelvis un poco hacia delante. El tronco se inclinará ligeramente hacia atrás y la cabeza es una prolongación de la columna vertebral. Ten cuidado y no te inclines demasiado hacia atrás o corres el peligro de perder el equilibrio. Inspira, tensa de nuevo y vuelve a la posición central.

¿Te cuesta menos una parte que otra? En caso afirmativo, repítela de tres a cinco veces. Para concluir realiza una vez más el movimiento que te sea más difícil. Si no notas ninguna diferencia, haz dos veces cada parte.

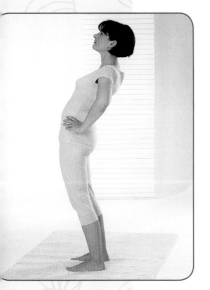

### Alargar

Colócate en la posición inicial y al empezar la exhalación desplaza despacio las caderas hacia un lado, trasladando simultáneamente el peso del cuerpo sobre la pierna correspondiente. Levanta el brazo de ese lado e inclina el tronco. En oposición, tira del otro brazo hacia el lado contrario frente a la barriga. Ten cuidado de no girar el tronco. Mantén la posición final hasta que hayas sacado el aire y luego relaja. En la siguiente inspiración vuelve a erguirte despacio y recupera la posición inicial. A continuación realiza el ejercicio cambiando de lado. Fíjate aquí también en cuál es el lado que te cuesta menos. Repite el ejercicio cinco veces por el lado que te resulte más cómodo. Para concluir vuelve a probar el otro lado. Si no notas ninguna diferencia, realiza el ejercicio dos veces con cada lado.

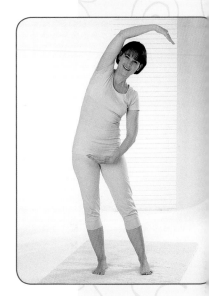

## Girar sobre uno mismo

Colócate en la posición inicial. Al inspirar traslada el peso sobre la pierna derecha y levanta paralelamente ambos brazos a la altura de los hombros. Al exhalar gira el tronco despacio hacia la derecha. Al hacerlo es importante que el pie sobre el que gires permanezca completamente pegado al suelo. El otro talón puede levantarse un poco. Observa hasta dónde eres capaz de llegar por este lado. Mantén la tensión hasta que hayas sacado todo el aire, luego afloja los brazos y deja que caigan. Al inspirar volver lentamente al centro. A continuación cambia al otro lado. Repite el ejercicio cinco veces por el lado que menos te cueste y después vuelve a intentarlo con el otro. Si no hay ninguna diferencia, repite el ejercicio dos veces con cada lado.

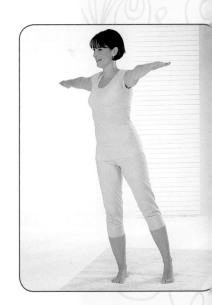

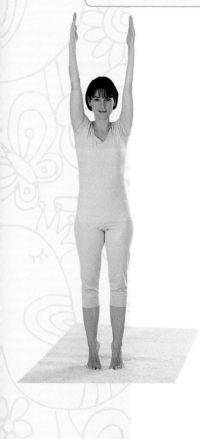

### Estirar

Vuelve a la posición inicial. Inspira pausadamente. En la exhalación levanta ambos brazos por delante del cuerpo en dirección al techo, los talones también suben hasta estar de puntillas. ¡Ahora estira! Las palmas de las manos se miran. La tensión debe extenderse por todo el cuerpo. Al final de la exhalación afloja talones y brazos. Repite el ejercicio de tres a cinco veces.

### Marchar

Vuelve a la posición inicial: los pies están separados a la anchura de las caderas, los brazos cuelgan relajados a los lados del cuerpo, la espalda está recta, miras al frente. Ahora marcha sin moverte del sitio. Para ello levanta alternativamente brazos y muslos hasta los noventa grados (el ángulo no debería ser superior), como si marcharas en el sitio. Hay que mover el brazo con la rodilla contraria. La planta del pie se apoya totalmente en el suelo. Golpea así con los pies unas sesenta veces. También puedes hacer el ejercicio en un lugar seguro con los ojos cerrados. Si al acabarlo sigues mirando en la misma dirección que al empezar, es que cargas de manera muy uniforme los dos lados del cuerpo. De no ser ése el caso, este ejercicio servirá para compensar. Lo mejor es que las primeras veces lo hagas frente al espejo.

# Reponiendo energías

**Contacto sobre el esternón**

Coloca el pulgar e índice de la mano derecha a derecha e izquierda del esternón, justo debajo de las clavículas (donde termina el Meridiano del Riñón). Masajea suavemente estos puntos más o menos durante un minuto. La mano izquierda descansa sobre el ombligo. Luego cambia de mano y repite el ejercicio.

Efecto: este tratamiento renueva energías.

**Té para el catarro**

El jengibre se recomienda vivamente durante la estación fría del año como especia para calentar el cuerpo ante los primeros síntomas de catarro. Sin embargo, sus beneficiosos efectos se prolongan durante todo el año, puesto que el jengibre tiene un efecto compensador cuando uno se mueve entre el estrés y la falta de motivación.

Ingredientes: 1 cucharada de jengibre fresco troceado (en caso de que no dispongas de una pizca de jengibre molido), 200 mililitros de agua.

Preparación: echar el jengibre en el agua hirviendo. Dejar reposar de cinco a ocho minutos.

Beber tres tazas a sorbos repartidas a lo largo del día.

**Hora de la sopa**

La alholva hace milagros contra el agotamiento. Receta para dos personas:

Ingredientes: 2 patatas, ½ cebolla, mantequilla derretida, unas cuantas semillas de alholva, 300 mililitros de caldo de verduras, 100 mililitros de suero de leche, sal, cebollino picado, perejil picado.

Preparación: pelar las patatas y cortarlas a rodajas, cortar las cebollas en dados. Dorar la alholva y la cebolla con la mantequilla derretida. Añadir las rodajas de patata y rehogar brevemente sin dejar de remover. Verter el caldo.

Dejar cocer la sopa a fuego lento alrededor de un cuarto de hora removiendo al mismo tiempo. Agregar el suero de leche, llevar a ebullición y salar al gusto. Espolvorear con el perejil y el cebollino.

¡Buen provecho!

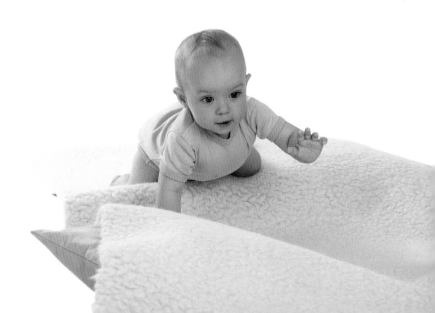

# LO QUE TU BEBÉ Y TÚ HABÉIS HECHO JUNTOS:

Ahora tu hijo tiene un año. Ya sabe andar o está a punto de aprender a hacerlo. Para que el bebé pueda sostenerse sobre sus piernas, todos los meridianos, según la concepción japonesa, deben colaborar entre sí.

Tu bebé se pasa ahora el día entero cotorreando, quizá sepa ya decir mamá y papá. El shiatsu le ha ayudado a relajarse y tranquilizarse. Las caricias le han proporcionado una enorme seguridad, ha desarrollado una buena autoestima y cada vez se relaciona más con otros niños.

Durante este último año has desarrollado un gran talento organizativo; algo que sucede automáticamente cuando uno cuida de una criatura las veinticuatro horas del día. Por eso las madres jóvenes que se incorporan de nuevo al trabajo tienen fama, merecida, de terminar en seis horas el trabajo que otros no realizan ni en ocho.

# Galería de ejercicios

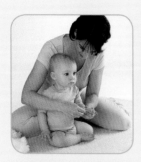

**1. Para sentirse bien**
(pág. 120)

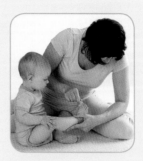

**2. Pura relajación**
(pág. 121)

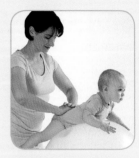

**3. Tonificar la espalda**
(pág. 121)

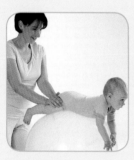

**4. Mimar las piernecitas**
(pág. 122)

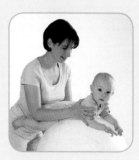

**5. Enderezar el tronco**
(pág. 123)

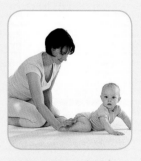

**6. Arrastre asistido**
(pág. 123)

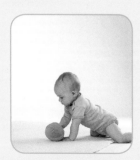

**7. Jugar a la pelota**
(pág. 124)

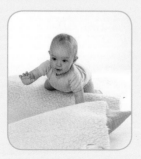

**8. Circuito montaña-valle**
(pág. 124)

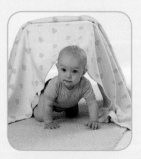

**9. Túnel de telas**
(pág. 126)

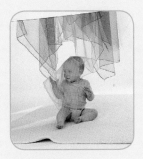

**10. Agarrar pañuelos**
(pág. 126)

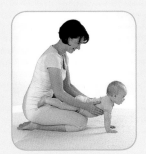

**11. La carretilla**
(pág. 127)

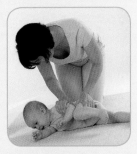

**12. Rodar en bloque**
(pág. 128)

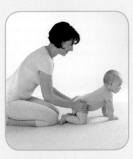

**13. Activar el gateo**
(pág. 128)

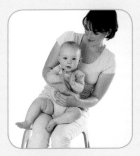

**14. Balanceo en la silla**
(pág. 129)

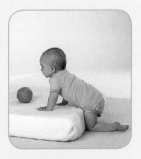

**15. ¡Arriba!**
(pág. 130)

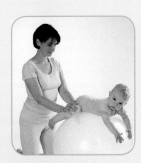

**16. El avión**
(pág. 131)

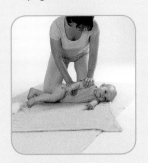

**17. Seguro y protegido**
(pág. 131)

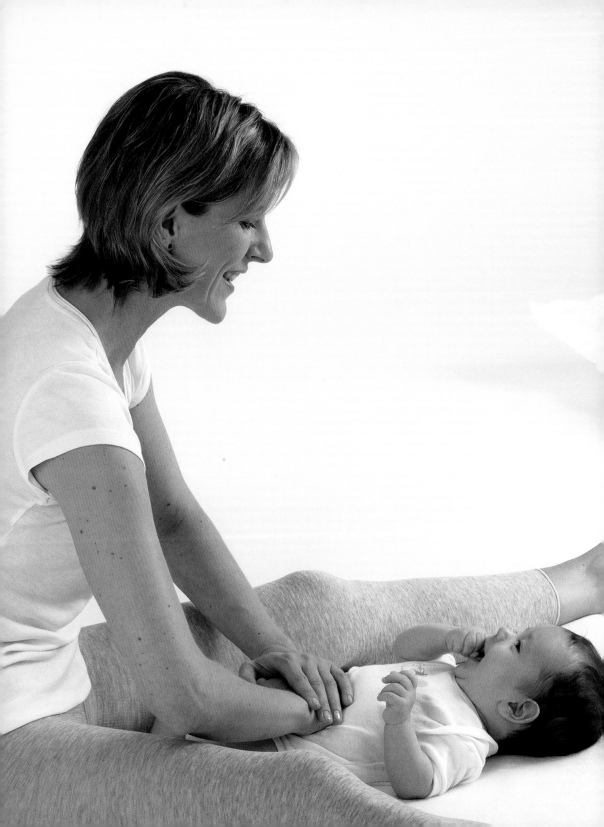

# Contactos para contrarrestar los achaques cotidianos

Algunas caricias relajan a los pequeños y otras estimulan zonas concretas del cuerpo; así pues, con los contactos manuales pertinentes uno puede aliviar también las molestias leves. En este capítulo encontrarás enumerados contactos de shiatsu para bebés que pueden ser útiles para niños que sufren las molestias más comunes.

Si durante las caricias tu hijo lloriquea, está intranquilo o evita el contacto visual contigo, es que necesita un descanso. Debes respetarlo. Cuando el niño te indique que una técnica concreta no le gusta, por favor, no la fuerces.

**Importante:** los ejercicios no son sustitutivos de ninguna terapia. Si hay dolor o molestias continuadas, por favor, acude siempre al médico. Los ejercicios no deberían realizarse si hay infección, fiebre, erupciones cutáneas y enfermedades no diagnosticadas. Evita también hacerlos si el bebé está agotado.

# Pies

**Piececitos sanos**

1. Este ejercicio es bueno para los niños con pies varos: sujeta con una mano la pantorrilla del bebé. Con el dedo índice de la otra mano acaricia presionando suavemente desde los dedos de los pies, pasando por el canto externo en dirección al tobillo. Este ejercicio es especialmente beneficioso durante las primeras semanas de vida. Repítelo varias veces al día. Cuando el efecto reflejo disminuya cambia al otro pie.

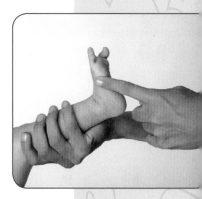

❭ Durante el contacto se produce un reflejo por el que el pie se gira hacia fuera, es decir, la posición contraria al pie varo. La musculatura del pie se tonifica.

2. Imagínate una línea entre el maléolo externo y el talón de debajo. En el centro se halla un punto que, apretado con suavidad de forma prolongada, hace que se abran los dedos. Además, el pie gira hacia fuera, en dirección contraria a la posición del pie varo.

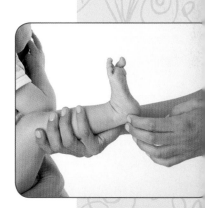

❭ La estimulación del pie puede ser un buen impulso para que éste empiece a desarrollarse con normalidad.

3. Recorrer con el pulgar la planta del pie a lo largo y luego a lo ancho. Favorece la formación de la bóveda y resulta muy relajante y sedante como ejercicio final de pies.

❭ Se tonifica la musculatura y los pies se relajan.

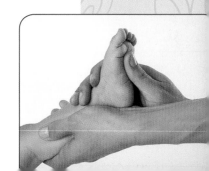

# Compensar la tensión

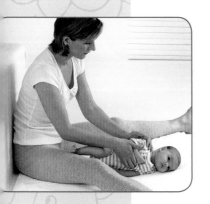

### Fomentar la compensación

Acuesta al bebé de lado. Con las yemas de dos dedos acaríciale desde el pubis hacia arriba, hasta el labio inferior. Repetir entre dos y tres veces. Luego desliza los dedos con una suave presión desde el coxis hacia arriba, hasta la nuca. Para finalizar recorre la cabeza y la nariz hasta el labio superior. Repetir también entre dos y tres veces.

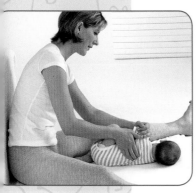

❱ Mejora la autorregulación y la compensación de la tensión. Los niños inquietos están más calmados, y los bebés cansados, más despiertos. Como efecto secundario de este ejercicio, los dolores de barriga y los problemas de sueño a menudo mejoran.

# Digestión

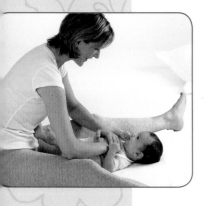

### Aliviar los gases

1. Coloca una mano sobre la otra encima del pecho del bebé. Espera primero a que se caliente la zona que hay debajo de las manos. Después ve bajando hasta el ombligo aplicando una presión pausada y regular. Deja que las manos descansen ahí hasta generar calor. Mano sobre mano, y presionando ligeramente, realiza movimientos circulares alrededor del ombligo en el sentido de las agujas del reloj. El bebé notará su centro. Esta técnica activa los músculos del abdomen. Muchos bebés

estiran las piernas y las levantan. El ejercicio es idóneo para lactantes de entre dos y cuatro meses.

❭ Los gases desaparecen y se alivian los cólicos. Este tratamiento también incide positivamente en los bebés que están siempre inquietos y se sobresaltan con el más mínimo ruido.

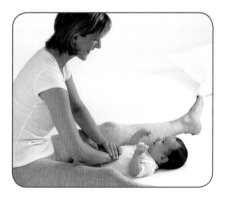
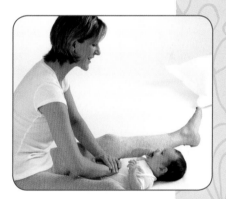

2. Este ejercicio también relaja la barriga: tumba al niño boca arriba y con ambas manos rodea el tronco del bebé a derecha e izquierda. Los dedos descansan tranquilamente en la espalda, a derecha e izquierda de la columna vertebral (a una distancia de un dedo de ancho más o menos). Empieza a la altura de los omoplatos. Ahora, de arriba abajo, trabaja de forma rítmica con las yemas de los dedos hasta llegar al trasero. Repetir varias veces empezando siempre desde arriba.

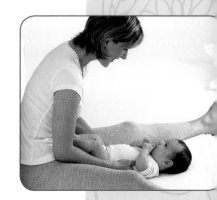

❭ Ayuda también en casos de gases.

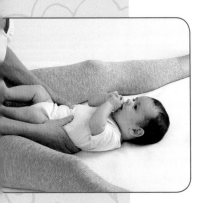

### Descongestión de barriga

Las manos permanecen un par de segundos a los lados del tronco del bebé. Deja después que tus pulgares dibujen suaves círculos a derecha e izquierda del ombligo. Idóneo para bebés y niños pequeños.

❱ La estimulación de estos puntos armoniza la función intestinal. Si el bebé tiene diarrea, el intestino se calma. En caso de estreñimiento, será estimulado.

## Respiración

### Respiración libre

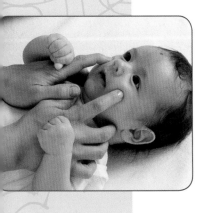

Durante unos instantes deja que un dedo descanse a la derecha y otro a la izquierda de la raíz de la nariz. No en vano estos puntos reciben el nombre de «Receptáculos de las fragancias», porque, si se presionan, la nariz se desobstruye. Después recorre lateralmente las alas nasales de arriba abajo aplicando una presión ligera. Deja descansar un momento los dedos a derecha e izquierda de dichas alas. Ahora recorre el hueso de la mandíbula superior hacia fuera. Repetir varias veces. Es beneficioso para niños de todas las edades.

❱ Con este ejercicio estimulas los puntos respiratorios, eso abre las fosas nasales y la secreción puede salir. La nariz taponada se desobstruye.

# Sueño

### Para dormir bien

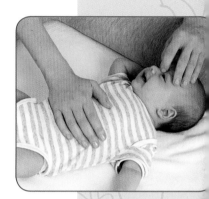

Acuesta a tu hijo boca arriba. Con los dedos pulgar e índice apriétale los puntos que hay a derecha e izquierda de la raíz de la nariz. Con la otra mano acaríciale durante un minuto el bajo vientre en el sentido de las agujas del reloj. Esta técnica es idónea para bebés y niños de todas las edades.

❭ Este contacto ayuda a conciliar el sueño. Puedes utilizarlo también por las noches, si tu hijo acostumbra a despertarse y llorar.

# Propensión a contraer infecciones

### Fortalecer el sistema inmunitario

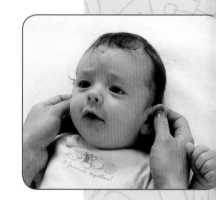

¿Tu hijo agarra un resfriado detrás de otro? Entonces refuerza su sistema inmunitario: con los índices describe lentamente un círculo alrededor de las orejas (empezando en la articulación mandibular). Luego rodea suavemente el borde de las orejas con los dedos pulgar e índice y (empezando desde arriba) masajea hasta el lóbulo.

❭ Fortalece el organismo.

# Digresión: *Shonishin*

## Acupuntura sin agujas para bebés

Si el bebé necesita más apoyo, quizá le ayude el *shonishin*, la acupuntura pediátrica japonesa. Con él pueden tratarse, por ejemplo, los trastornos del sueño, los trastornos alimentarios, los digestivos, la propensión a las infecciones y las asimetrías. El *shonishin* es el complemento perfecto del shiatsu para bebés.

En lugar de agujas de acupuntura (como se usan con los adultos), el terapeuta de bebés y niños utiliza instrumentos especiales de metal. No penetran en el cuerpo como las agujas de acupuntura, sino que con ellos el terapeuta estimula suavemente determinadas zonas de la superficie cutánea. Tras el correspondiente diagnóstico, trata a los pequeños con delicadas caricias y toques a lo largo de los meridianos, en las zonas reflejas, así como en los puntos acupunturales.

Como los bebés reaccionan muy sensiblemente al más mínimo estímulo, el terapeuta de *shonishin* trabaja con sumo cuidado. En general, esta técnica se realiza una o dos veces semanales, pero en casos extraordinarios también se practica a diario.

Este método curativo se originó en Japón hace dos siglos y medio. Su aplicación absolutamente indolora y los éxitos que con él se alcanzaron son las razones de que también en Occidente se haya hecho un hueco entre nosotros este método terapéutico. Cada vez hay más pediatras, profesionales de la medicina alternativa, comadronas y practicantes de shiatsu que se forman para poder ofrecer el *shonishin* como tratamiento.

*Dr. med. Thomas Wernicke*
*www.shonishin.de*

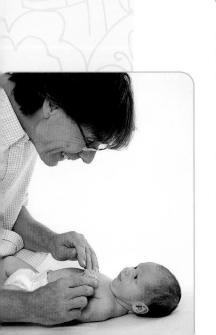

El respeto sólo nace de la armonía del corazón. Y sólo con respeto puede uno conseguir la verdadera calma y paz interior.

和敬静寂

# Apéndice

## Bibliografía

**Bibliografía adicional:**

Kalbantner-Wernicke, Karin, *Shiatsu für Babys und Kleinkinder: Energetische Entwicklung, Förderung und Behandlung,* Elsevier, 2009. [Shiatsu para bebés y niños: Desarrollo dinámico, estimulación y tratamiento.]

Wernicke, Thomas, *Shonishin. Japanische Kinderakupuntur,* Elsevier, 2009. [Shonishin. La acupuntura pediátrica japonesa.]

Shiatsu para bebés en España:
Rita Griesche
Shiatsu Levante, Escuela de Shiatsu
www.shiatsu-levante.eu <http://www.shiatsu-levante.eu/>
shiatsu.levante@gmail.com

## Agradecimientos

Queremos dar las gracias a las terapeutas de shiatsu Akiko Stein (primer trimestre), Nina Behrends (segundo trimestre), Judith Klören (tercer trimestre) y Katja David (cuarto trimestre), así como a las madres y los bebés que han contribuido a la creación de este libro.

Nuestro agradecimiento también va dirigido a la fotógrafa Monika Werneke y su equipo, a Katrin Fischotter, nuestra editora, y a Ulrike Reverey, directora editorial.

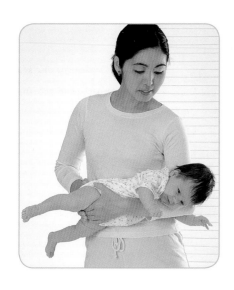 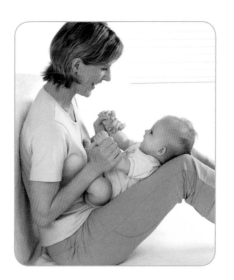

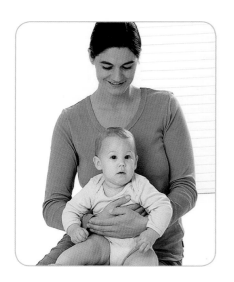 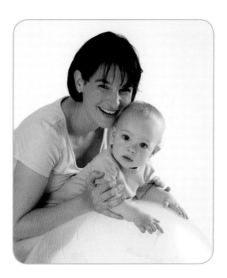

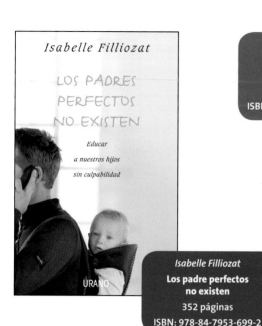

Isabelle Filliozat

LOS PADRES
PERFECTOS
NO EXISTEN

*Educar*
*a nuestros hijos*
*sin culpabilidad*

URANO

*Isabelle Filliozat*
**Los padre perfectos
no existen**
352 páginas
ISBN: 978-84-7953-699-2

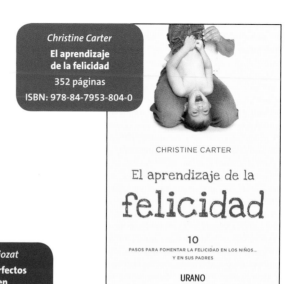

*Christine Carter*
**El aprendizaje
de la felicidad**
352 páginas
ISBN: 978-84-7953-804-0

CHRISTINE CARTER

El aprendizaje de la
felicidad

10
PASOS PARA FOMENTAR LA FELICIDAD EN LOS NIÑOS...
Y EN SUS PADRES

URANO

*Clemente Gª Novella*
**¿Dónde está Dios, papá?**
192 páginas
ISBN: 978-84-937954-8-1

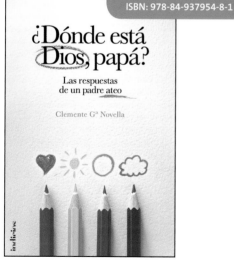

¿Dónde está
Dios, papá?

Las respuestas
de un padre ateo

Clemente Gª Novella

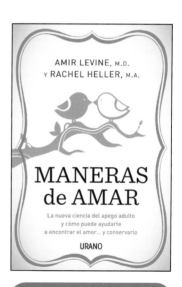

AMIR LEVINE, M.D.
Y RACHEL HELLER, M.A.

MANERAS
de AMAR

La nueva ciencia del apego adulto
y cómo puede ayudarte
a encontrar el amor... y conservarlo

URANO

*Amir Levine, M.D. y Rachel Heller, M.A.*
**Maneras de amar**
256 páginas
ISBN: 978-84-7953-781-4

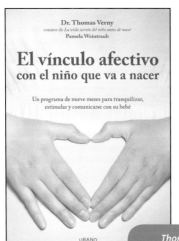

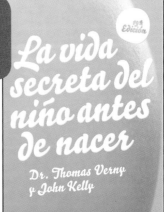

Thomas Verny - John Kelly
**La vida secreta del niño antes de nacer**
224 páginas
ISBN: 978-84-7953-713-5

Thomas Verny
Pamela Weintraub
**El vínculo afectivo con el niño que va a nacer**
256 páginas
ISBN: 978-84-7953-750-0

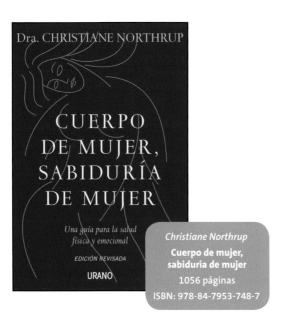

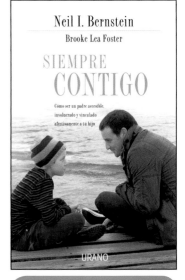

Christiane Northrup
**Cuerpo de mujer, sabiduría de mujer**
1056 páginas
ISBN: 978-84-7953-748-7

Neil I. Bernstein y Brooke Lea Foster
**Siempre contigo**
288 páginas
ISBN: 978-84-7953-698-5